SpringerWienNewYork

Yvonne Maurer

Der ganzheitliche Ansatz in der Psychotherapie

Zweite, korrigierte Auflage

SpringerWienNewYork

Dr. med. Yvonne Maurer
Gesamtleiterin des Instituts für Körperzentrierte Psychotherapie IKP
Zürich, Schweiz

Lektorat und Gestaltung der Abbildungen: Daniel Hausmann, lic. phil.
Satz: Composition & Design Services, Minsk
Druck und Bindearbeiten: Manz Crossmedia, A-1050 Wien
Gedruckt auf säurefreiem, chlorfrei gebleichtem Papier – TCF
SPIN: 11675426

Mit 24 Abbildungen

ISBN 3-211-32490-9 Springer-Verlag Wien New York

Vorwort

Das Anliegen des Buches ist es, die Körperzentrierte Psychotherapie IKP in ihrem ganzheitlichen Aspekt darzustellen. Dabei wird einerseits die Wichtigkeit des Körpers noch stärker betont als im zugrundeliegenden gestalttherapeutischen Ansatz und andererseits wird das strukturelle Modell Freuds mit Es, Ich und Über-Ich um die spirituelle Dimension ergänzt. Man könnte auch von einer Erweiterung des bio-psycho-sozialen Konzeptes nach G. L. Engel (1980) um eben diese spirituelle Dimension sprechen.

Mit diesem ganzheitlichen Konzept ist auch ein Bezug auf einzelne psychotherapeutische Schulen gegeben, die nicht zugunsten *einer* neuen Richtung zum Verschwinden gebracht werden sollen. Vielmehr lassen sich die einzelnen traditionellen Schulen als Ausgangspunkte verstehen, die durch das ganzheitliche IKP-Ausbildungskonzept angereichert werden können.

Die Körperzentrierte Psychotherapie IKP stellt zudem das pathogenetische Konzept der Psychosomatik auf den Kopf, sodass im Sinne einer „Somatopsychik" von der körperlichen Seite her therapeutisch auch seelische Veränderungen ermöglicht werden. In differenzierter Form wird die antike Weisheit „mens sana in corpore sano" neu aufgeschlüsselt.

Ganzheit bedeutet eine Erweiterung der traditionellen Konzepte – die Autorin spricht von Psyche, Körper, Kontakt, Spiritualität und den Dimensionen Raum und Zeit. Im Anthropologischen Würfelmodell IKP hat Frau Dr. med. Yvonne Maurer dieses Konzept räumlich vorstellbar dargestellt.

Dieses Buch richtet sich an therapeutisch oder psychotherapeutisch Tätige aller Richtungen, sowie an Personen, welche an ganzheitlichem Denken interessiert sind und daran, den „Körper-Seele-Dualismus" unserer – vor allem – technisch orientierten Medizin zu überwinden.

Prof. Dr. Walter Pöldinger

Vorwort zur zweiten Auflage:

Das vorliegende Buch erfreute sich inzwischen grosser Beliebtheit, so dass eine weitere Auflage notwendig wurde. Es hat sich vor allem auch als Lehrbuch für Auszubildende in Psychotherapie und Beratung gut bewährt. Diese zweite Auflage wurde im wissenschaftlichen Teil (empirische Untersuchungen) leicht ergänzt.

Zürich, im Februar 2006   Dr. med. Yvonne Maurer
FMH Psychiatrie/Psychotherapie,
BTh (Bachelor Theologie)

Inhaltsverzeichnis

Einleitende Hinweise

In diesem Buch habe ich versucht, einen Teil der in Ausbildungsgruppen und Seminaren angebotenen Theorie über Körperzentrierte Psychotherapie IKP im Sinne einer ganzheitlichen Konzeption darzulegen. Es wird gezeigt, wie die Körperzentrierte Psychotherapie IKP – eine Weiterentwicklung der Gestalttherapie – in Bezug auf die Ebenen, die eine Psychotherapieform aufweist, also den Handlungsraum, die Technik, die Methoden, das Menschenbild und die Erkenntnistheorie, widerspruchsfrei und logisch zusammenhängend ist. Wenn bedacht wird, dass **jede** neue Psychotherapieform zunächst als etwas Eklektisches bzw. Methodenintegriertes erscheint, um von den Anwenderinnen und Anwendern erst mit der Zeit als eigenständiges Ganzes erlebt zu werden, soll dieses Buch dazu beitragen, diesen Prozess für die Körperzentrierte Psychotherapie IKP zu verkürzen.

Das zentrale Menschenmodell der Körperzentrierten Psychotherapie IKP ist das Anthropologische Würfelmodell IKP© (vgl. Abb. 5). Die 6 Seiten des räumlich anschaulichen Kubus stehen für die 6 Lebens- bzw. Seinsdimensionen jedes Menschen:

- Psychisch-geistige Lebensdimension (Psyche)
- Körperliche Lebensdimension (Körper)
- Soziale Lebensdimension (Kontakt)
- Spirituell-transzendente Lebensdimension (Spiritualität)
- Lebensdimension der Zeit
- Lebensdimension des Raumes

Mit diesem Modell gelingt es leichter, eine ganzheitliche Betrachtungsweise einzunehmen, die hilft, das eigene Leben besser zu verstehen, zu bewältigen und Therapien effizienter und erfolgreicher zu gestalten.

Dieses Buch wurde deshalb sowohl für Personen geschrieben, welche ihr Leben ganzheitlicher betrachten und leben wollen, als auch für Therapeutinnen und Therapeuten, um ihnen einen Überblick über die Therapieform zu geben, die am Internationalen Institut für Körperzentrierte Psychotherapie mit Hauptsitz in Zürich seit bald 20 Jahren gelehrt wird.

Wenn ich in diesem Buch von „Körper" spreche, mache ich – im philosophischen Sinne – keine Unterscheidung zwischen „Körper" und „Leib". Ich gehe davon aus, dass heute unter dem Begriff „Körper" immer mehr der geistig durchpulste Körper (früher Leib genannt) verstanden wird.

Die Diskussion, ob von Patientinnen und Patienten oder Klientinnen und Klienten gesprochen werden soll, hat in den letzten Jahren nicht nur in humanistisch orientierten Therapiekreisen, sondern auch in berufspolitischen Gremien stattgefunden. Die genannten Begriffe werden in diesem Buch häufig synonym verwendet. Im Hinblick auf die Gesundheitsgesetzgebung und die Krankenversicherung empfiehlt es sich je nach Situation, genauer zu unterscheiden, ob von Patienten oder von Klienten gesprochen werden muss.

Was die weibliche und männliche Sprachform in diesem Buch anbelangt, haben wir nach Möglichkeit beide erwähnt, ausser dort, wo der Text dadurch allzu schwerfällig wurde. Wo nur eine Form verwendet worden ist, ist – ausser in konkreten Fallbeispielen – immer auch das andere Geschlecht mitgemeint.

Häufig wird auf meine früheren Bücher verwiesen, weshalb es ratsam ist, im Besitze der beiden grundlegenden Bücher zu sein: „Zu innerer Kraft und Energie" und „Körperzentrierte Psychotherapie – Ganzheitlich orientierte Behandlungskonzepte und Therapiebeispiele" (nähere Angaben siehe S. 184).

Praktische Therapiehilfen werden vor allem in Kapitel 8, und dort hauptsächlich hinsichtlich Möglichkeiten in der Paartherapie und im Kapitel 9 gefunden. Im Übrigen sei auf unsere diesbezüglich anerkannten Ausbildungsgänge und die allen Interessierten zugänglichen Einführungs- und Weiterbildungsseminare und Vorlesungen am IKP (Institut für Körperzentrierte Psychotherapie) verwiesen (siehe auch S. 182).

Möge dieses Buch allen Leserinnen und Lesern nicht nur einen Wissenszuwachs bringen, sondern auch durch ganzheitliches Leben das persönliche Wohlsein erweitern helfen.

Zürich, im September 1998   Dr. med. Yvonne Maurer

1 Wissenschaftlichkeit in der Psychotherapie

1.1 Geschichtliche Hintergründe

Abnorme und krankhafte menschliche Zustände gehören seit alters her in den Bereich der Medizin. So hat sich ein Teilgebiet der Medizin, die Psychiatrie, seit vielen Jahrzehnten um psychisch kranke Menschen gekümmert. Als psychisch krank galten vor allem psychotisch Kranke. Sie wurden früher in die „Irrenhäuser" versorgt. 1947, als es der chemischen Industrie gelang, das erste Neuroleptikum Largactil herzustellen, wurden diese „lärmigen Häuser" über Nacht zu ruhigen Kliniken. Die mittelalterliche Vorstellung von der Besessenheit psychotisch Kranker durch Dämonen- und Hexenkräfte hatte damit ein Ende gefunden. Seit der Behandlung mit Neuroleptika nahm die damals hohe Zahl der chronisch psychiatrisch hospitalisierten Patientinnen und Patienten laufend ab und viele – nicht nur akut Kranke – konnten ins Erwerbsleben und in ihre Familien zurückkehren.

Trotz diesen Anfangserfolgen ist zu hoffen, dass die Behandlung psychotisch Kranker, die oft hospitalisiert werden müssen, weiterhin Fortschritte macht und der Nachwuchs für deren Behandlung gesichert und die Betreuung dieser schwer Kranken für Ärztinnen und Ärzte bzw. für Psychiater auch aus berufspolitischer Sicht attraktiv genug bleibt.

Obschon die Therapie psychotisch kranker Menschen noch lange nicht optimal ist, hat sich das Augenmerk in den letzten Jahrzehnten auch auf nicht-psychotische, vor allem neurotisch kranke Menschen gerichtet, deren Anteil in der Gesamtbevölkerung noch grösser ist. Sie sind – obschon sie dem Erscheinungsbild nach weniger krank sind – heute stärker ins Zentrum des Interesses der Heilbehandlung psychisch Kranker gerückt. Ein Grund dafür mag sein, dass die jüngere Wissenschaft der Psychologie und deren Entwicklung in den Bereichen Allgemeine Psychologie

(Modelle allgemeinen menschlichen Erlebens und Verhaltens, Denkens und Lernens), Persönlichkeitspsychologie, Entwicklungspsychologie, Wahrnehmungs- und Motivationspsychologie, einiges zum Verständnis psychischer Erkrankungen im nicht-psychotischen Bereich beitragen konnte. Währenddem von der Psychiatrie her viele Impulse zur Therapie psychotisch kranker Menschen kamen, brachte die Psychologie viele Impulse zur Behandlung neurotisch kranker Menschen ein. Es gibt aber auch viele Überschneidungen. So befindet sich die Psychotherapie heute einerseits im Bereich der Psychiatrie bzw. der Medizin – und andererseits auch im Bereich der Psychologie bzw. der Klinischen Psychologie. Es ist daher nicht erstaunlich, dass die ordentlichen Professorinnen und Professoren der Lehrstühle für Klinische Psychologie an den Schweizer Universitäten im Oktober 1991 folgendermassen zum Verhältnis von Psychologie und Psychotherapie Stellung nahmen:

„Psychotherapie kann grundsätzlich Forschungsgegenstand unterschiedlichster Disziplinen sein. So kann die Psychotherapie unter soziologischen, psychologischen, biochemischen, anthropologischen usw. Aspekten untersucht werden. Als die zentrale Disziplin, die sich indes mit den psychotherapeutischen Veränderungsprozessen befasst, muss die Psychologie gelten. Es ist unstrittig, dass Psychotherapie sich wesentlich durch die Verwendung psychologischer Mittel für die Herbeiführung von Veränderungsprozessen charakterisiert, und es ist ebenso unstrittig, dass Psychotherapie ihren Ansatzpunkt im Erleben und Verhalten hat. Im allgemeinen Verständnis ist die Psychologie die Wissenschaft, die sich mit dem Erleben und Verhalten beschäftigt. Keine andere Wissenschaft erhebt den Anspruch, diesen Bereich wissenschaftlich primär zu bearbeiten. In diesem Sinn stellt die Wissenschaft Psychologie die zentrale Basis zur wissenschaftlichen Fundierung von Psychotherapie dar. ... Es ist indes auch klar, dass der Psychotherapeut entsprechendes Wissen von Grenzdisziplinen (wie Medizin, Soziologie usw.) benötigt." (Das Verhältnis von Psychologie und Psychotherapie, unterzeichnetes Dokument von den ordentlichen Professorinnen und Professoren der Lehrstühle für Klinische Psychologie an den Schweizer Universitäten, 21. 1. 1991)

Aus der in diesem Kapitel zusammengetragenen Bestandesaufnahme geht hervor, dass Psychotherapie wissenschaftlich von der psychologischen, der medizinischen und beziehungsmässig-sozialen Seite her begründet werden kann. Eine andere Frage ist, ob Psychotherapie sich mit der Zeit zu einer eigenständigen Wissenschaft entwickeln wird, wie dies einige Fachkreise vorschlagen und prophezeien. Im Zusammenhang mit dieser Frage wird oft auf die Paradigmen verwiesen, die jeder Wissenschaft zugrunde liegen.

1.2 Paradigmendiskussion

Wenn heute über anerkannte Psychotherapie gesprochen wird, geschieht dies im Zusammenhang mit einem Wissenschaftlichkeitsanspruch. Wissenschaftlichkeit beruht ihrerseits wiederum auf Paradigmen.

Über Paradigmen wird vor allem bezüglich der Veränderung eines bestimmten Paradigmas gesprochen. Dann, unter dem Veränderungsprozess nämlich, wird es am deutlichsten bewusst.

Unter einem Paradigma wird nach Thomas Kuhn (1978) eine **übergreifende Perspektive des Denkens** verstanden. Diese Leitbilder sind den Theorien des jeweiligen Gegenstandsbereichs vorgeordnet. Es sind – nach Kuhn – allgemeine Konstanten, die zu gemeinsamen Regeln und Annahmen führen. Sie prägen ganze Generationen von Forscherinnen und Forschern und leiten damit auch deren Forschungsprogramme. Andererseits kann es geschehen, dass eine konkrete Forschungsarbeit neue paradigmatische Anstösse geben und damit eine neue Beispielhaftigkeit entfalten kann. Kuhn meint dazu, allerdings geradezu ironisch:

„Normale Wissenschaft gründet auf der Annahme, dass die wissenschaftliche Gemeinschaft zeigt, wie die Welt beschaffen ist. Die ‚normale‘ Wissenschaft unterdrückt oft fundamentale Neuerungen, weil diese notwendigerweise ihre Positionen erschüttern. Der Kampf von Newton und Einstein sind typische Beispiele dafür.“ (Kuhn, 1978)

Wir könnten hier auf medizinisch-psychologischer Seite René Spitz (1946) und andere beifügen. Nach Kuhn ist es wichtig, dass, wenn Neuerungen doch kommen, auch alte Theorien umgearbeitet und neu bewertet werden, damit die Umwandlung des wissenschaftlichen Denkens vonstatten gehen bzw. die Umwandlung die Umgestaltung bewirken kann.

Metatheoretische Aspekte wie z. B. in den Humanwissenschaften „Menschenbildannahmen" und methodologische Ansätze sind die wichtigsten Kriterien für eine gemeinsame paradigmatische Ausrichtung der Forschenden und Wissenschaftler (Bastine, 1990).

Die Frage stellt sich aber, ob der Paradigmabegriff, wie ihn Kuhn für naturwissenschaftliche Disziplinen und deren jahrhundertelange Entwicklung abgeleitet hat, auch für psychologisch-psychotherapeutische Bereiche Geltung haben kann, weshalb namhafte Autoren wie Orlinsky & Howard (1986) für die heutige psychotherapeutische Forschung und Praxis die Bezeichnung „prä-paradigmatisch" vorziehen. Dies zeigt, wie sehr wir uns in der Psychotherapieforschung und -praxis noch auf unsicherem Boden bewegen und Neuerungen, neuere übergreifende Perspektiven der Erkenntnis und des therapeutischen Vorgehens möglich und nötig sind. Diese beruhen am ehesten auf konkreten Einzelfallbeobachtungen, die sich bei anderen Menschen im Ansatz wiederholen lassen und die wegen der Komplexität des Menschen nie einfacher, sondern sehr komplexer Natur sind. Die Erkenntnis der Tiefenpsychologie, wonach Konflikthaftes ins Unbewusste verdrängt wird und von dort her zu Störungen führt, bis es wieder bewusst geworden ist, hat sich als viel zu einfach bzw. hinsichtlich des therapeutischen Erfolges als nicht überzeugend erwiesen. Daher konnte auch dieses tiefenpsychologische Modell bisher nicht zu einem psychotherapeutischen Paradigma werden. Auch das Modell des Behaviorismus ist als in sich abgeschlossenes Modell zu eng.

Das Modell, das ich in dieser Situation vorschlage und in diesem Buch näher ausführen werde, ist teilweise von medizinischem Hintergrunddenken und teilweise von der humanistisch-psychologischen und existenzphilosophischen Denkrichtung her erklär- und begründbar. Ich drücke dies so aus, weil mein Modell (das Anthropologische Würfelmodell IKP©, vgl. auch Abb. 5) auf langer klinischer Erfahrung und primär auf einem überaus erfolgreichen Einzel-Psychotherapieverlauf beruht, den ich im Nachhinein sorgfältig analysierte. Dabei hat sich herausgestellt, dass menschliche Gesundheit – verstanden im psychischen und psychosomatischen Sinn – dann entsteht, wenn möglichst viele Lebensbereiche voll gelebt werden. Damit dies möglich ist, müssen diese Lebensdimensionen des Anthropologischen Würfelmodells IKP in der Psychotherapie alle durchgegangen werden, und zwar so, dass unabgeschlossene Figuren, aufgestauter Ärger, ungestillte Sehnsüchte etc. geschlossen bzw. sinnvoll realisiert und zudem zuwenig gelebte Lebensbereiche stimuliert werden. Dadurch, dass immer wieder neue Lebensbereiche in den Vordergrund der Aufmerksamkeit treten und sich gewisse andere, weil sie nicht zu grosser Einseitigkeit ausgesetzt sind, erholen können, kann ein Optimum an Gesundheit entstehen. Dies wird unter anderem durch diejenige Erkenntnis begründet, welche besagt, dass der **gesamte** Organismus dergestalt organisiert ist, dass sich diverse Rhythmen (Schlaf/Wach-Rhythmus, Atemrhythmus, Verdauungsrhythmus, hormonelle Rhythmen, Herzrhythmus) abwechseln. Der philosophische Hintergrund der humanistischen Psychologie kommt darin zum Ausdruck, dass durch diesen beständigen Wechsel der Lebensbereiche ganzheitlicheres Leben und damit zunehmendes Wachstum und beständige Entfaltung ermöglicht wird.

Mit diesem Ansatz sprenge ich den zu engen Rahmen der Annahme, Psychisches sei ausschliesslich oder stets vorwiegend mit Psychischem zu heilen. Also z. B.: Konditioniertes mit einer Dekonditionierung, Verdrängtes mit Bewusstmachung, zu hohes Über-Ich mit Über-Ich-Abbau. Damit will ich sagen: **das Paradigma „Psychotherapie für psychisch Kranke" ist viel zu eng**. Psychische Störungen sind psycho-bio-soziale Störungen (vgl. 2.1.2. und Paradigmendiskussion bei Maurer, Y., 1999b). Das zeigt sich bereits bei den psychotisch Erkrankten, die gemäss weltweiter wissenschaftlicher Forschung primär der Medikamente bedürfen, um ihre psychotische Symptomatik vermindern zu können.

Weil das menschliche Wesen keinen isolierten Körper, keine isolierte Psyche und kein isoliertes Sozialverhalten besitzt, sondern alles miteinander in einer Einheit vernetzt ist, gibt es auch keine Entstehung einer reinen Symptomatik durch Konditionierung, Über-Ich, Verdrängung etc. Es gibt nur die **vernetzten Symptomatiken**; alles andere ist höchstens didaktische Verständnishilfe oder Lehrbuchfiktion – nicht jedoch menschliche Realität.

Das Modell, das ich in Form des Anthropologischen Würfelmodells IKP vorschlage, ist nur von diesem ganzheitlichen, vernetzten Denken her in seiner ganzen Tragweite zu verstehen.

Wichtig ist auch, zu bedenken, dass heute viele Menschen unter zu wenig oder zu schwachen seelischen Strukturen leiden. Zudem gehört zu einer in die heutige Zeit passenden Psychotherapie die Möglichkeit, **flexible** Strukturen aufbauen zu können, was gerade bei Personen mit Zwangsymptomen oft fehlt, deren Strukturen zwar vorhanden, aber viel zu starr sind.

1.3 Wissenschaftlichkeit der Psychotherapie

Wenn wir – nach der geführten Paradigmendiskussion bescheidener geworden – zur Frage zurückkehren, was Wissenschaftlichkeit ist, ohne deren Paradigmen zu hinterfragen, kommen wir heute zu folgender Lehrmeinung über Wissenschaftlichkeit:

„Wissenschaft strebt die Gewinnung wahrer Erkenntnisse an, die in logisch-systematische Zusammenhänge gebracht werden. Sie führt zu der Formulierung allgemeingültiger Gesetzmässigkeit bzw. Gesetzesaussagen, die zur Erklärung und Prognose von Phänomenen dienen, die in einer idealisierten Realität vorzufinden sind." (Bastine, 1990, S. 42)

Hier stellt sich nun erneut die Frage, ob Psychotherapie mehr der Wissenschaft Medizin, der Wissenschaft Psychologie, der Wissenschaft Soziologie oder der Theologie zuzuordnen oder als interdisziplinäre Wissenschaft der genannten oder einiger der genannten zu verstehen ist, oder ob Psychotherapie eine eigenständige Wissenschaft darstellt. Dadurch, dass diese Frage in der heutigen Zeit politisiert worden und ins Rampenlicht der berufspolitischen Diskussion geraten ist, ist sie nicht etwa leichter zu beantworten.

Psychiatrische Erkrankungen im Sinne schwer neurotischer und psychotischer Störungen gehören seit jeher in den Bereich der Medizin, die aber seit Jahrzehnten auch in psychiatrischen Universitätskliniken nicht nur auf der biochemisch-medikamentösen Ebene Hilfeleistungen anbietet, sondern durchaus auch auf der psychotherapeutischen – und dies in einem weitreichenden Sinn, nämlich demjenigen der verbalen, soziotherapeutischen und körperorientierten Therapie und Psychotherapie. Andererseits hat sich die klinische Psychologie in Forschung und Praxis viele Verdienste zu eigen gemacht. Einflüsse sind ebenfalls zu erkennen aus dem Bereich der Soziologie, der Theologie, der Sportmedizin und in der Kinderpsychotherapie aus demjenigen der Pädagogik.

Die Fragestellung, ob Psychotherapie daher eine eigenständige oder interdisziplinäre Wissenschaft sei, ist daher berechtigt! Von der Praktikabilität und den gesundheitspolitischen Sparmassnahmen her betrachtet ist es allerdings derzeit realistischer, Psychotherapie vorläufig als interdisziplinäre Wissenschaft von Psychologie und Medizin bzw. angewandter klinischer Psychologie und Psychiatrie (inkl. biologischer Psychiatrie und Neurophysiologie) zu betrachten. Die Aussagen der klinischen Psychologie und der Psychiatrie können sich ergänzen. Weil es um ein und denselben Menschen geht, der von verschiedenen Perspektiven her betrachtet wird, kann und darf es keine grundsätzlichen Widersprüche in den gewonnenen Erkenntnissen geben.

Auf diese Art denselben Gegenstand aus mehreren wissenschaftlichen Perspektiven heraus zu erfassen, zu erforschen und zu begründen, darf nicht als unwissenschaftlich abgewertet werden, weil dann kein „einheitliches" wissenschaftliches Modell angewendet würde. Der Gegenstand der Wissenschaft kann so komplex sein, dass auch ein wissenschaftliches Modell wie zum Beispiel das medizinische oder das soziologische, das psychologische oder philosophische dem Gegenstand allein nicht gerecht werden kann. Handelt es sich beim Gegenstand um etwas derart Komplexes und Vielschichtiges wie um den Menschen selbst, kann es notwendig sein, mehrere wissenschaftliche Perspektiven heranzuziehen. Im Anthropologischen Würfelmodell IKP wurde ein Modell entwickelt, das aus verschiedenen Perspektiven (der körperlichen, sozialen, der psychisch-geistigen, der philosophischen und in Raum und Zeit) ein neues einheitliches mentales Modell schafft, das eine wissenschaftliche Begründung aus verschiedenen Perspektiven und daher auch ein **multiperspektivisches** Modell von Wissenschaft erfordert. Es ist übrigens ein grundlegendes, altes wissenschaftliches Postulat, dass die Wissenschaft dem zu erforschenden Gegenstand angepasst werden muss – in diesem Falle dem Menschen bzw. dessen vordergründig sich psychisch oder psychosomatisch ausdrückenden Störungen und deren Behandlungen – nicht umgekehrt. Je komplexer, wandelbarer und lebendiger ein Forschungsgegenstand ist, desto ganzheitlicher und komplexer muss die auf ihn angewandte wissenschaftliche Methodik werden.

Was die mehr politische Frage der Fakultätszuordnung betrifft, ist längerfristig die Einsicht in die Notwendigkeit eines ganzheit-

lich-vernetzten Denkens wichtiger, statt eines engen Fakultäts-
denkens.

Ferner sollte grundsätzlich unterschieden werden zwischen einer Wissenschaft mit reduzierenden Gesetzen, Theorien, komplizierten quantitativen Messungen und einer Wissenschaft, welche
sich am therapeutischen Handlungsraum mit seiner konkreten
menschlichen Realität und zumutbaren, einfachen quantitativen
Messungen und Bedingungen orientiert. Sicher ist, dass logische,
jahrzehntealte Theorien, deren therapeutische Ansätze ungenü-
gend heilende Auswirkungen zeigen, nutzlos sind.

In der **vergleichenden Psychotherapieforschung** kommt vor
allem Renaud van Quekelberghe (1979, S. 224–232) das Verdienst
zu, darauf hingewiesen zu haben, dass Psychotherapien auf mehreren Ebenen zu analysieren seien, um sie miteinander vergleichen zu können. Er beschreibt fünf Explikationsniveaus:

I. **Metatheorien** (u. a. erkenntnis- und wissenschaftstheoreti-
sche Denkmodelle)
II. **Verhaltens- bzw. Persönlichkeitstheorien**
III. **Therapietheorie** (inkl. Veränderungstheorie)
IV. **Therapietechnik**
V. **Therapeutischer Handlungsraum** (inkl. Handlungsregeln)

Ich habe mir in diesem Buch die Mühe genommen, den IKP-
Ansatz auf allen 5 Ebenen darzustellen. Es ist dabei zu beachten,
dass prinzipiell nicht jede Ebene für sich alleine und kategorial
nacheinander abgehandelt werden kann, da vieles zwischen den
Ebenen miteinander in Verbindung steht.

Während in den Kapiteln 1 bis 8 jeweils schwerpunktmässig
auf einzelne Ebenen eingegangen wird (Metatheorien Kap. 1 und
4, Persönlichkeitstheorien Kap. 5 und 6, Therapietheorie Kap. 7,
Therapietechnik div. Abschnitte in Kap. 4 bis 8 und therapeutischer Handlungsraum Kap. 8), wird im Kapitel 9 nochmals zusammenfassend die Komplexität und Vernetztheit der Ebenen
untereinander in Form einer Pyramide zum Ausdruck gebracht.

Die Legitimation einer Psychotherapie liegt für van Quekelberghe (1979) u. a. in ihren Therapieerfolgen. Diese wiederum
können nur mit wissenschaftlichen Methoden gemessen werden,
um einen fairen Vergleich zwischen einzelnen Therapierichtungen

ziehen zu können. Deshalb gehe ich im folgenden Kapitel auf wissenschaftliche Untersuchungen über die Wirkungsweise des IKP-Ansatzes und vergleichbaren Therapien ein.

2 Empirische Untersuchungen bezüglich Körperpsychotherapie und Körpertherapie

2.1 Geschichtliches zur Wissenschaftlichkeit von körperorientierten Behandlungsansätzen

2.1.1 Zur Bedeutung des Körpers bei Sigmund Freud

Bereits Sigmund Freud (1923) betonte die Wichtigkeit des Körpers als Grundlage des Ichs. Er war der Meinung, dass das Ich zunächst und hauptsächlich ein körperliches Ich sei. Er erklärte, dass es sich aus körperlichen Sensationen, vor allem von der Körperoberfläche herrührend, bilde:

„Auf die Entstehung des Ichs und seine Absonderung vom Es scheint noch ein anderes Moment als der Einfluss des Systems W hingewirkt zu haben. Der eigene Körper und vor allem die Oberfläche desselben ist ein Ort, von dem gleichzeitig äussere und innere Wahrnehmungen ausgehen können. Er wird wie ein anderes Objekt gesehen, ergibt aber dem Getast zweierlei Empfindungen, von denen die eine einer inneren Wahrnehmung gleichkommen kann. Es ist in der Psychophysiologie hinreichend erörtert worden, auf welche Weise sich der eigene Körper aus der Wahrnehmungswelt heraushebt. Auch der Schmerz scheint dabei eine Rolle zu spielen und die Art, wie man überhaupt zur Vorstellung seines eigenen Körpers kommt.

Das Ich ist vor allem ein körperliches, es ist nicht nur ein Oberflächenwesen, sondern selbst die Projektion einer Oberfläche...

Die neue Erfahrung aber, die uns nötigt, trotz unserer besseren kritischen Einsicht, von einem unbewussten Schuldgefühl zu reden, verwirrt uns weit mehr und gibt uns neue Rätsel auf, besonders wenn wir allmählich erraten, dass ein solches unbewusstes Schuldgefühl bei einer grossen Anzahl von Neurosen eine ökonomisch entscheidende Rolle spielt und der Heilung die stärksten Hindernisse in den Weg legt. Wollen wir zu unserer Wertskala zurückkehren, so müssen wir sagen: nicht nur das Tiefste, sondern auch das Höchste am Ich kann unbewusst sein. Es ist, als würde uns auf diese Weise demonstriert, was wir vorhin vom bewussten Ich ausgesagt haben, es sei vor allem ein Körper-Ich.“ (Freud, 1923, S. 253–255) Der Körper war in der Denkweise Freuds also ein Mittel zum Aufbau psychischer Strukturen in der frühen Kindheit. Viele andere Aspekte des Körpers, die im Zusammenhang mit der psychischen Gesundheit stehen, hat Freud leider nicht gesehen. Er ahnte noch nicht, was später René Spitz (1946, S. 313) anhand von Filmen beweisen konnte, nämlich dass ein Mangel an Berührung sowohl psychische Störungen im Sinne von Depressionen als auch physiologische Störungen, die bis zum Tode führen können, bewirken kann. Freud erkannte auch nicht, dass der Körper für die Ich-Struktur nicht nur für Kleinkinder (inkl. Frühgeburten), sondern auch für ältere Kinder und – weshalb hat er dies abgewehrt? – für die gesamte Lebensdauer eines Menschen wichtig ist, wobei Erwachsene diesbezüglich mehr Kompensationsmöglichkeiten haben und zwar um so mehr, je gesünder sie sind. Auch in der späteren psychoanalytischen Literatur wurde der Körper als Gehilfe des Ich-Aufbaus gesehen, aber leider nicht als fundamentale Ressource für Erwachsene bzw. für das Menschsein schlechthin.

Freud machte insofern einen weiteren Beobachtungs- oder Denkfehler, als er glaubte, psychische Störungen, insbesondere Psychosen, würden durch eine übermässige Besetzung des Körpers mit Libido (Hyperkathexis) entstehen. Ich habe diese unzutreffende Vorstellung im Rahmen einer früheren Publikation (Maurer, 1976d) bereits aufgegriffen und sie widerlegt. Dabei habe ich entdeckt, dass schon Federn (1956) wie ich ebenfalls der Meinung war, dass Störungen eher durch eine Unterbesetzung (Hypokathexis) des Körpers entstehen. In der Tat entsteht auch durch das klassische Couch-Setting der Psychoanalyse eine maximale Unterbesetzung des Körpers, und zwar nicht nur beim auf der Couch liegenden Klienten, sondern auch bei dem stundenlang hinter dem Kopfende sitzenden, psychoanalytisch geschulten Therapeuten.

2.1.2 Psychische Störungen als psycho-bio-soziale Störungen

Die Geschichte vom Betasten eines Elefanten im Dunkeln ist längst bekannt für den Irrtum, einen Teilaspekt einer Sache für das Ganze zu halten. Unter ganzheitlicher Sichtweise betrachtet, müssen wir festhalten, dass jede sogenannt depressive, ängstliche, phobische oder psychotische Störung immer auch mit messbaren körperlichen, physiologischen Symptomen und mit beziehungsmässigen Veränderungen einhergeht und durch diese (mit)bedingt ist. Das „psychische" Symptom ist für den oberflächlichen Betrachter bloss die für ihn sichtbare Spitze eines psycho-somatisch-sozialen Eisbergs. Der Kranke selbst nimmt subjektiv die objektivierbare körperliche und soziale Symptomatik sehr gut wahr. Sie oder er ist somit kein „psychisch Kranker" mit einer „psychischen Störung", sondern ein „psycho-bio-sozial"-Kranker mit einer psycho-bio-sozialen Störung. Neben den Begriffen „Body-Ego" und „Körperbesetzung" (Bodykathexis vgl. 2.1.1) verwendete vor allem Head in den 30er Jahren den Begriff „Körperschema". Schilder und andere verwendeten in den 50er Jahren vor allem den Begriff „Körperbild". Diese Begriffe stammen aus der Neurophysiologie, die dargelegt hat, dass sich im Grosshirn (Neokortex) sämtliche sensibel-sensorisch innervierten Körperstrukturen abbilden, um von uns dort in Abhängigkeit voneinander wahrgenommen zu werden. Es wäre allerdings ein erneuter Irrtum, die Ressource „Körper" auf diese neurophysiologischen Funktionen zu reduzieren. Bereits wiederholt habe ich dargelegt, dass es notwendig ist, sich vom Begriff „Körperbild" langsam zu lösen und von „Körpererleben", „Körperwahrnehmung", ja „Körpersensibilisierungsprozess" zu sprechen.

2.1.3 Die Behandlung psycho-bio-sozialer Störungen

Der therapeutische Beziehungsrahmen im psychoanalytischen Setting auf der Couch ist auf das Hören und Sprechen beschränkt. Es findet derart eine Behandlung mit psychischen Mitteln (Gespräch, Regression, Projektionen) in einem eng begrenzten, sozialen Umfeld, d. h. innerhalb der therapeutischen Beziehung statt. Auch die Couch-Analyse, die vorwiegend nur noch bei Lehrtherapien zum Einsatz gelangt (was selbst Psychoanalytiker hinsichtlich didaktisch-ausbildungsmässigem Nutzen zu hinterfragen beginnen), ist eine „psycho-soziale" Behandlungsform. Die Verhaltenstherapie, die Gestalttherapie, das Psychodrama und die

Körperpsychotherapien sind demgegenüber psycho-soziale **und** körperlich-handlungsmässig aktive Therapieformen.

Es müsste heute also längst von der Behandlung psycho-biosozialer Störungen durch **psycho-bio-soziale Mittel** (nicht nur durch „psychologische Mittel") gesprochen werden, wobei unter „bio" alles Körperliche zu verstehen ist im Sinne der Mechanik des Bewegungsapparates und der gesamten Physiologie.

2.2 Erforschung und Qualitätssicherung körperorientierter Behandlungsansätze

Als zu Beginn der 80er Jahre in Europa der Einbezug des Körperlichen – als spezifisch wirksame körperpsychotherapeutische Elemente – noch nicht bekannt, ja geradezu „revolutionär" war, bemühte ich mich, dieses neuere Grundelement des ganzheitlichen IKP-Ansatzes wissenschaftlich besonders intensiv zu begründen. Ich wählte damals auch den im Grunde etwas unrichtigen – aber auch nicht falschen – Namen „Körperzentrierte" Psychotherapie. Aus den genannten Gründen werde ich in diesem Buch vor allem auch empirische Untersuchungen zum Körpererleben und Einbezug des Körpers in Therapie und Psychotherapie darstellen.

2.2.1 Empirische Untersuchungen zum Körpererleben (1953–1978)

Ich möchte hier im Einzelnen weder auf die psycho-physischen Korrelationsuntersuchungen von Secord & Jourard (1953), Cardone & Olson (1973) in den sechziger Jahren zurückkommen, noch auf die wahrnehmungspsychologischen Untersuchungen von Fisher & Seidner (1963), Fisher (1963), Cleveland (1962), da diese heute zur Qualitätssicherung weniger herangezogen werden, weil sie mehr den Charakter der Beschreibung einzelner Krankheitsbilder haben, als dass sie vergleichende Psychotherapieforschung darstellen. In der neueren Schizophrenieforschung finden sie allerdings erfreulicherweise wieder Interesse (Röhricht & Priebe, 1996, 1997 und 1998). Diese vielen empirischen Studien zeigten, dass **neurotisch und psychotisch Kranke signifikant erhöhte Körpererlebnisstörungen** aufwiesen, verglichen mit gesunden Probanden (vgl. auch Maurer, 1978c). Schon daraus sollte logi-

scherweise der Schluss gezogen werden, dass bei neurotisch und
psychotisch Kranken nicht nur das psychische, sondern auch das
körperliche Erleben behandelt werden sollte, falls wir von einer
psycho-somatischen bzw. psycho-physischen Einheit im Menschen
ausgehen.

Letztere wurde auch in einer **eigenen faktorenanalytischen
Untersuchung** zum subjektiven psychischen und körperlichen
Erleben bei 70 hospitalisierten schizophren, 50 neurotisch Kranken und 80 Gesunden deutlich (Maurer, 1978c). Es zeigte sich
kein getrenntes, sondern ein **einheitliches Erleben** im psychischen und körperlichen Bereich, und dies sowohl bei Schizophrenen, Neurotikern, als auch Gesunden. Deutlich wurde dabei, dass
sich schizophren und neurotisch Kranke hinsichtlich diesem psycho-physischen Symptomkomplex signifikant unwohler erleben
als Gesunde. Der Unterschied zwischen den hospitalisierten schizophren und den hospitalisierten neurotisch Kranken wurde dabei
nicht signifikant.

Diese wissenschaftliche Untersuchung bekräftigte mich darin:

*„...dass nicht nur depressives, sondern jegliches psychische Erleben
durch Veränderung des körperlichen Erlebens verändert werden kann.
Dass körperliches Erleben **willentlich** verändert werden kann, braucht
nicht begründet zu werden: Wenn die Motivierung durch den Therapeuten
zum körperlichen Tätigsein gelingt, kann jeder selbst erfahren, dass die
körperliche Aktivierung auch das psychische Erleben verändert. Die Frage
bleibt dann bestehen, ob die Veränderung des psychischen Erlebens durch
Körperaktivitäten nur vorübergehend sei (was bei schweren psychischen
Krankheitszuständen bereits bemerkenswert wäre) oder wie langanhaltend
diese Veränderung höchstens sein kann. Auch stellt sich hier die Frage, ob
die – wenn auch kurzfristige – Veränderung im psychischen Erleben nicht
einem Signal der Hoffnung entsprechen könnte oder einem Signal der Be-
lohnung persönlicher Aktivität, die dann ihrerseits den Selbstgesundungs-
prozess des Klienten anregt und fördert."* (Maurer, 1987, S. 51)

2.2.2 Empirische Untersuchungen zum Einbezug des Körpers in die Therapie (1963–1983)

Berühmte Forscher, wie z. B. Philip May (1963) – ehemals For-
schungsdirektor des Camarillo State Hospital in Kalifornien, dann
klinischer Direktor der Neuropsychiatrie – bemühten sich, ihr

Denken betreffend „Body-Ego" zu überprüfen. Unter dem Einfluss von Jeri Salkin und Trudi Schoop überprüfte May 1963, also 24 Jahre nach Freuds Tod, während einer Behandlungsdauer von 6 Monaten hospitalisierte **chronisch-schizophrene Patientinnen und Patienten**, die im Schnitt bereits gute sechs Jahre hospitalisiert gewesen waren.

Eine Gruppe erhielt individuelle „Körper-Ich-Technik", eine weitere dieselbe Therapie in der Gruppe, und die dritte Gruppe war als Kontrollgruppe gedacht, sie erhielt dreimal pro Woche Musiktherapie. Unter „Body-Ego-Technique" wurde nicht Ausdruckstanz verstanden, sondern gefühlsmässige Erfahrungen mit bestimmten Körperhaltungen, Bewegungen, die der normalen kindlichen Entwicklung entsprechen, z. B. fusskikken, werfen, schlagen, stampfen, liebkosen. Mit der Zeit wurden die Patientinnen und Patienten gebeten, zu spüren, ob dabei Emotionen auftauchten. Der theoretische Hintergrund der Körper-Ich-Technik war, verlorene körperliche Gedächtnisspuren von Emotionen zu reaktivieren und sich dadurch auch allfällige Verlusttraumatas von früheren Bezugspersonen wieder bewusst zu machen.

Wir sehen, dass die **Möglichkeit, über das Körpergedächtnis Unbewusstes bewusst zu machen**, bereits in die **sechziger Jahre** zurückgeht. Obschon diese Body-Ego-Techniken nur einen Teil unserer Körperzentrierten Psychotherapie IKP darstellen, hat sich Körperarbeit sogar in dieser einfachen Verwendungsform als hilfreich erwiesen. Es ist beeindruckend zu sehen, dass von den 18 Kontrollgruppe-Patienten 11 keine Veränderung aufwiesen, 4 sich leicht verbesserten und 3 sich in ihrem Zustand verschlechterten. Dem gegenüber haben sich, wenn die andern beiden mit Körper-Ich-Technik behandelten Patientengruppen zusammengenommen werden, 11 Personen leicht bis sogar mässig gebessert, 4 wiesen keine Veränderung auf und der Zustand einer Person verschlechterte sich. Der Unterschied wurde **signifikant**, obschon die Anzahl Probanden relativ gering war. Weshalb ist diese Studie von den Schülerinnen und Schülern Freuds nicht beachtet worden? Freud selber hätte die Tragweite dieser Studie bestimmt erkannt!

Darby (1970) verglich fünf verschiedene Therapieformen bei je 15 hospitalisierten Patienten mit der Diagnose „schizophrene Reaktion". Im Holzman-Inkblot-Test zeigte sich dabei, dass sich

die Körpergrenzen **signifikant** verbesserten in der Gruppe 1, die
die Aufgabe hatte, Streckübungen zu machen, Gewichte zu heben
und Fahrrad zu fahren, nicht aber in Gruppe 2, die sich diese Experimente nur vorstellen und beschreiben mussten, auch nicht in
Gruppe 5, in der Diapositive von Landschaften angeschaut wurden. Auch das blosse Liegen auf harter oder weicher Unterlage
brachte keine Veränderung. Der Befund betreffend Gruppe 2 steht
allerdings im Widerspruch zu einer Untersuchung von van de
Mark (1968), der darauf hinwies, dass bei **Gesunden** die Vorstellung ebenso wirkungsvoll sein kann, wie das Experiment.

Bereits 1973 untersuchte ich die Wirkung von Nacken- und
Rückenmassage bei 41 schwer depressiven hospitalisierten Patientinnen und Patienten mittels Fragebogen und Neckerwürfel.
Die wohltuende Wirkung der Massage widerspiegelte sich deutlich
in den Angaben der Patienten, die bspw. in der zweiten Behandlungswoche zu 80% angaben, durch die Behandlung Freude, zu
82% seelische Erleichterung, zu 93% Angenehmsein zu erleben.
Die Behandlung mittels Nacken- oder Rückenmassage hatte also
einen **deutlich antidepressiven Effekt** und sollte besonders bei
schwer Kranken, die noch nicht von sich aus aktiv werden können, angewendet werden." (Maurer, 1973)

Eine weitere klinische Untersuchung mit 37 akut-schizophren
Erkrankten (Maurer, 1976a; vgl. auch 1975a), die mittels **Körperzentrierter Gruppenpsychotherapie** nach Maurer behandelt worden sind, hat gezeigt, dass akut-schizophren Erkrankte mit Leibeserlebensstörungen (funktionellen Beschwerden, körperlichen
Illusionen und Halluzinationen sowie Depersonalisationssymptomen) in 4 Ich-Funktionen (nach Bellak et al., 1973), d. h. betreffend Realitätsprüfung, Realitätssinn, Gedankengang, Reizschutz,
verglichen mit dem Kontrollkollektiv, **signifikant** bessere Fortschritte machten.

Die Körperzerzentrierte Gruppenpsychotherapie IKP für schizophren Erkrankte bestand aus folgendem Therapieprogramm:

1. Die Therapeutin versuchte, eine ruhige, entspannte, wohlwollende Atmosphäre zu verbreiten.
2. Im Gespräch versuchten die Teilnehmerinnen und Teilnehmer zusammen mit der Therapeutin herauszufinden, was die
   Erkrankung mit auslösen half und welche Beziehung die Pati-

enten zum eigenen Körper haben. Letzteres sollten auch die unter 3.–8. genannten Übungen klären helfen.

3. Betasten und Beklopfen der Körperoberfläche mit den eigenen Händen, beginnend mit den oberen Extremitäten, um dann systematisch über den Brustkorb hinunter bis zu den Füssen zu gelangen. Es ging dabei darum, den Körper wieder als Ressource für das eigene Selbst- und Selbstwerterleben zu erfahren und zwar als etwas Kräftiges, Bewegliches, Lebendiges.
4. Beklopfen des Rückens der Teilnehmerin bzw. des Teilnehmers nebenan mit entsprechendem Rollenwechsel. Dies sollte auch das Erleben gegenseitiger sozialer Hilfestellungen ermöglichen.
5. Lockerung im Sitzen.
6. Körperliches Erfühlen der Kraft durch Stampfübungen im Sitzen.
7. Hüpfen an Ort.
8. Messen des eigenen Pulses (Erleben der eigenen Lebendigkeit).

In derselben Untersuchung hat sich bei einem gleichzeitig abgegebenen Fragebogen bei gezieltem Itemvergleich ein signifikanter Unterschied hinsichtlich dem Item „Wertschätzung des eigenen Körpers" gezeigt, und zwar in dem Sinn, dass die mit Körperzentrierter Gruppenpsychotherapie behandelten Patientinnen und Patienten signifikant bessere Ergebnisse beim Vergleich zwischen Ausgangs- und Endwerten zeigten (Maurer, 1975c).

Als Folgerungen aus diesen Untersuchungen ergibt sich, dass akut schizophren Erkrankte, speziell solche mit Leibeserlebensstörungen, neben der neuroleptischen Medikation mit der genannten Körperzentrierten Gruppenpsychotherapie (KGT) behandelt werden sollten, wobei wahrscheinlich vor allem das Element des Beklopfens des eigenen Körpers wesentlich ist. Näheres ist in den genannten Studien oder bei Maurer (1979, 1978b und 1993b) nachzulesen. Dass durch die genannte Körperzentrierte Gruppenpsychotherapie (KGT) auch eine Veränderung in Richtung besserer Wertschätzung des eigenen Körpers erreicht werden kann, ist in Anbetracht der psychophysischen Korrelation für die Therapie aller narzisstisch Gestörten von grundlegender, nicht mehr zu vernachlässigender Bedeutung (Maurer, 1987, S. 53/54).

Rauchfleisch & Radü (1983) untersuchten 125 Amateurboxer mittels Rosenzweig-Picture-Frustrationstest, Freiburger Persönlichkeitsinventar und Farbpyramidentest. Interessant war, dass sich unter den Probanden eine auffallende Häufung von Persönlichkeiten mit depressiven Zügen und aggressiven Gehemmtheiten fanden, die aber von den Betroffenen selbst nicht wahrgenommen wurden. Die Autoren interpretierten, dass der Boxsport möglicherweise den (erfolgreichen) Versuch einer Selbsttherapie bzw. einer Bewältigung der genannten latenten Konflikte darstelle.

Vom Denkansatz her, der besagt, dass der Körper in der frühen Kindheit das Ich strukturieren hilft, war anzunehmen, dass auch chronisch schizophrene Patientinnen und Patienten, die als „regressiv" betrachtet wurden – ähnlich Kindern – noch von körperlichem Erleben profitieren konnten. Dass auch nicht regredierte Personen, also **erwachsene Neurotiker**, aus einem körperorientierten Ansatz Nutzen ziehen können, wurde im Rahmen der Forschung erst in den 80er Jahren deutlicher. Im Rahmen der Diskussion und Aufarbeitung der Selbstpsychologie wurde die Beziehung zwischen Körperbesetzung und Selbstbesetzung diskutiert und von Engelman, Clance & Imes (1982) an der Georgia State University in Atlanta überprüft. 33 Personen nahmen an einer Yogagruppe teil, 45 an einer verbalen Gruppentherapie, und 42 dienten als Kontrollkollektiv. Die Gesprächsgruppen waren teilweise klientenzentriert geführt. Alle Therapeutinnen und Therapeuten hatten einen Doktortitel in klinischer Psychologie oder Beratungspsychologie. Die Gruppen zeigten zu Beginn der Behandlung keine Unterschiede in der Körperbesetzungsskala, unterschieden sich aber bezüglich Selbstbesetzungsskala insofern, als die Kontrollgruppe eine signifikant höhere Selbstbesetzung aufwies. Es stellte sich heraus, dass sich sowohl in der Yoga- als auch in der Therapiegruppe – verglichen mit der Kontrollgruppe – eine **positive** Veränderung in der Selbstbesetzungsskala zeigte. Die Gesprächstherapiegruppe hingegen zeigte keinerlei positive Veränderungen in der Körperbesetzung, so wie sie bei der Yogagruppe im Vergleich zur Kontrollgruppe hervortrat.

Die vom Team **Grawe** (Grawe, Donati & Bernauer im Buch „*Psychotherapie im Wandel*", 1994) gemachte Sammlung von **Therapieuntersuchungen 1963 – 1984** umfasst hinsichtlich „*Bewegungs- und körperorientierter Therapien in diesem Zeitraum*" insgesamt nur drei empirische Untersuchungen, welche die von ihnen festgelegten minimalen wissenschaftlichen Standards erfüllen. Im ersten Augenblick war ich hoch erfreut, dass unter diesen drei Studien betreffend Bewegungs- und körperorientierten Therapien bzw. unter den insgesamt 897 „als wissenschaftlich zu betrachtenden", aus aller Welt zusammengetragenen Studien über sämtliche Psychotherapierichtungen wenigstens eine meiner wissenschaftlichen Untersuchungen dabei war, nämlich die oben erwähnte klinische Untersuchung (Maurer, 1976a, „*Körperzentrierte Gruppenpsychotherapie bei akut schizophren Erkrankten*"), vgl. auch Grawe, 1994, S. 162 (Nr. 76005).

Dann fielen mir zwei Dinge auf:

1. Da ich schon 1987 eine Übersichtsstudie über angewandte Untersuchungen hinsichtlich Körper in der psychiatrischen und psychotherapeutischen Behandlung verfasst hatte, wurde mir klar, dass das Grawe-Team zwar bereits eine unermessliche Arbeit geleistet hatte, aber auch, dass die fleissigsten Bienen Blütenstaub übersehen können, so dass er nicht eingesammelt und daher auch nicht zu Honig verarbeitet werden kann (z. B. diejenigen Untersuchungen von Darby (1970), Johnson, Fretz und Johnson (1968), Engelmann et al. (1982) etc.). Um sich nicht in dieses Licht rücken zu lassen, hätten die allenfalls als „nicht wissenschaftlich" qualifizierten Studien genannt werden sollen. Aber wahrscheinlich waren sie tatsächlich einfach nicht bekannt!

2. Auch habe ich bemerkt, dass im genannten Buch von Grawe et al. hinsichtlich Körperpsychotherapien eine heute längst nicht mehr gängige Einteilung gemacht bzw. „Körperpsychotherapie" als eigenständige Gruppe gar nicht aufgelistet worden war. So wird unterteilt in „*Entspannungsverfahren*" im Sinne von „*Progressiver Muskelentspannung*", „*Autogenem Training*", „*Meditation*" und „*Hypnose*" einerseits und in „*Bewegungs- und körperorientierte Therapie*", „*Tanz- und Kunsttherapie*" und „*bioenergetische Therapie*" andererseits.

Da der Titel des genannten Buches „*Psychotherapie im Wandel*" heisst, ist zu fragen, weshalb reine Körpertherapiestudien darin aufgenommen worden sind. Offenbar ist heute die Grenze zwischen Körpertherapie und Körperpsychotherapie für Fachkreise, die diesen Formen nicht allzu nahe stehen, nicht immer so deutlich.

Diese Unterscheidung ist aber für Körperpsychotherapeutinnen und -therapeuten sehr wichtig ist, da sie gerade die Kombination von verbaler Interaktion und Körpertherapie hinsichtlich Diagnostik, Wahrnehmung, therapeutischer Interventionen, Strategien und Übertragungsphänomene als besonders wichtig erachten. Möglicherweise wurden diese neueren Aspekte auch nicht berücksichtigt, weil das Buch nur Studien bis 10 Jahre von der Veröffentlichung im Jahre 1994, d. h. bis 1984 erfasste. Möglicherweise heisst dies aber auch, dass die Autoren ein aktuelles Denken wiedergeben, das noch immer in cartesianischer Weise eine Trennung zwischen Körper und Geist vollzieht und sich daher nur entweder rein verbale Behandlungen (Psychotherapien im engeren Sinn) oder reine Körpertherapien (also z. B. autogenes Training, progressive Muskelentspannung etc.) vorstellen lassen und Therapieformen, die **sowohl** Gespräch **als auch** körperliche Interventionen miteinbeziehen, nicht als neue, eigenständige Psychotherapieformen wahrgenommen werden können. Leider gibt es einen Trend, der in Deutschland, aber auch an gewissen psychiatrischen Kliniken in der Schweiz zu erkennen ist, wonach derselbe Patient hier „geistig" und dort „körperlich" und jeweils von einer anderen Person behandelt wird.

Dies ist schade, weil gerade die **integrierte** Behandlung **durch ein und denselben Therapeuten** die Chance der besseren Integration der beiden Lebensbereiche eröffnet. Da aber auch ich selber, als ich körperzentriert zu arbeiten begonnen habe, diese Spaltung gemacht habe, d. h., bald mit derselben Patientin oder demselben Patienten gesprächstherapeutisch, bald – meist in einer anderen Stunde – körpertherapeutisch gearbeitet habe, letzteres auch in Gruppensettings, **behalte ich die Hoffnung bei**, dass dieser Trend – genauso wie bei mir damals – eine vorübergehende Stufe ist, die den Weg bahnen hilft, dass die Patienten – auch in psychiatrischen Institutionen – mittel- und langfristig anhand von ganzheitlichen Psychotherapien bzw. durch körperpsychotherapeutisch ausgebildete Therapeutinnen und -therapeuten behandelt werden.

Lassen Sie mich die Forderung nach derselben (Psycho-)Therapeutin bzw. demselben Therapeuten durch einen Vergleich verdeutlichen:

Bei der Beziehung zwischen Lehrenden und Lernenden macht
es einen Unterschied, wenn die oder der Lernende z. B.
das Fach „Turnen" und das Fach „Geschichte von Turnen und Sport" bei
einer einzigen Lehrperson vermittelt bekommt, als wenn diese
beiden Fächer von zwei verschiedenen Personen unterrichtet werden: Lehrer und Schüler lernen einander auf ganz verschiedenen
Ebenen und damit auch ganzheitlicher kennen, was einen Einfluss
auf das Vermitteln von Stoff bzw. das Aufnehmen des Stoffes hat.
Ferner werden die Zusammenhänge zwischen den beiden Fä-
chern im Sinne der Turngeschichte bzw. der Geschichte der Körperlichkeit deutlicher erkenn- und erlebbar.

Interessant ist der Versuch von Grawe, Donati und Bernauer,
aus den wissenschaftlichen Studien Wirksamkeitsfaktoren in der
Psychotherapie abzuleiten.

2.2.3 Neuere empirische Untersuchungen (1984–1995)

Andres, Bellwald & Brenner (1993) haben an der psychiatrischen
Universitätsklinik Bern eine empirische Untersuchung einer
„leiborientierten Therapie" mit schizophrenen Patientinnen und
Patienten veröffentlicht. Frau Bellwald kennt unser IKP-Ausbil-
dungsinstitut, an dem sie einen Teil der Ausbildung zur Körperzentrierten psychologischen Beraterin absolviert hat.

Die Autoren haben in jeder Sitzung sieben klar vorgegebene
therapeutische Abschnitte hintereinandergeschaltet: im Sitzen,
im Stehen und im Liegen, wobei verschiedene Bewegungsabläufe,
das Atemgeschehen, die Klopfübung nach Maurer (vgl. Maurer,
1976a) und Massage an Füssen, Unterschenkeln und Nacken verwendet wurden. Leider bleibt unklar, mit welchem Instrument
die Befindlichkeit gemessen worden ist; offenbar wurde nach Entspannung, Harmonie, Wohlsein, Belebtheit, Frische, gedanklicher
Selbstbeherrschung, Angstlosigkeit, Sicherheit und Konzentra-
tionsfähigkeit gefragt, die jeweils mit der Bezeichnung „positive
Veränderung", „keine Veränderung" und „negative Veränderung"
versehen werden konnten. Varianzanalytisch haben sich die Unterschiede zwischen den Items als **signifikant** herausgestellt. Die
subjektive Befindlichkeit hat sich also durch die sieben aneinander-
geschalteten Techniken pro Sitzung verbessert. Zusätzlich wurde
der Hautwiderstand gemessen im Sinne des „Skin Conductance

Level" und der „Skin Conductance Reactions"; diese Messungen wurden während der zehnminütigen Massage gemacht. Sie zeigten einen Trend Richtung Entspannung, der aber vielleicht auch wegen der zu geringen Anzahl von Personen nicht signifikant geworden ist. Hochsignifikant wurde indessen die Differenzberechnung mittels T-Test hinsichtlich Pulsfrequenz pro Minute vor und nach der Behandlung durch Massage. Währenddem der Puls bei den zehn Patientinnen und Patienten vor der Behandlung durch Massage durchschnittlich 92,5 pro Minute betrug, lag er nachher bei 87,5 pro Minute.

Wenn wir bedenken, dass es sich bei den behandelten schizophrenen Patienten vorwiegend um paranoide Zustandsbilder gehandelt hat, die bekanntlich von Angst geprägt sind, denke ich, dass mit der nachgewiesenen Entspannung und der im Befindlichkeitstest deutlich gewordenen Verbesserung von Entspannen und Angstlosigkeit, bei gleichzeitiger stärkerer Belebtheit und Wohlsein, eine wichtige Verbesserung erzielt werden konnte.

Diese Untersuchung ist auch deshalb wichtig, weil eine der darin genannten Techniken, die bereits erwähnte Klopfübung (Maurer, 1976a), einen Teil einer Therapie darstellt, die hinsichtlich vier wichtiger Ich-Funktionen signifikante Verbesserungen erbracht hat. Während es sich bei meinen Untersuchungen um das Gruppensetting handelte, liegt hier eine Untersuchung über individuelle Behandlung vor. Schade ist, dass die genannten Autoren trotz des stationären Untersuchungssettings – bei einem ambulanten wäre dies verständlich – keine Kontrollgruppe, sondern nur Kontrollmittel angewendet haben. Allerdings kann bei Verwendung von psychophysiologischen Tests das Fehlen einer Kontrollgruppe als verantwortbar bezeichnet werden. Daher ist vor allem der obgenannte Befund der signifikanten Pulsabnahme in der wissenschaftlichen Interpretation dieser Untersuchung bedeutsam. Der Befund betreffend zehnminütiger Massage und Abnahme der Herzfrequenz von durchschnittlich 81,4 auf 80 pro Minute scheint mir kaum relevant, da wir bedenken müssen, dass der Massage gewisse Bewegungsübungen vorausgegangen sind und dass es eigentlich selbstverständlich ist, dass der Puls etwas absinkt, wenn sich die Personen nach derartigen Übungen hinlegen. Ein weiterer interessanter Befund, der von den Autoren nicht aufgegriffen worden ist, betrifft die Tatsache, dass der Puls bereits

vor der Massage, also nach der Klopfübung und der Übung auf
dem Hocker, bei der die Patientinnen oder Patienten ihre Arme
bewegen liessen, bereits recht niedrig gewesen war, um dann noch
ein wenig mehr abzusinken. Das heisst, dass bereits die vorangegangenen Klopf- und passiven Bewegungsübungen im Sitzen den
anfangs erhöhten Puls deutlich zu senken vermochten. Übrigens
möchte ich richtigstellen, dass ich – wie die Autoren, eine ganz
frühe Pionierarbeit von mir zitierend, glauben – mich keinesfalls
mit denjenigen identifiziere, die vor direkten Berührungen bei
schizophrenen Patienten warnen, denn seit 1976 lehre ich meine
Auszubildenden, therapeutisch wirksam zu berühren. So mache
ich immer wieder deutlich, dass Patientinnen und Patienten, die
Symbiose-Neigungen haben, sich auf der Berührungsebene acht-
samer einlassen können, wenn sie zuerst abgrenzende Übungen
alleine oder als Partnerübungen machen können. Die Klopfübung
eignet sich nachgewiesenermassen dazu besonders gut.

Eine vergleichende Studie zwischen kognitiver Verhaltenstherapie und Körpertherapie (Fitness und Gewichtheben) von Fisher & Thompson (1994) hat gezeigt, dass „Körperbildstörungen"
durch beide Behandlungsweisen, im Vergleich zu einer Kontrollgruppe, sowohl durch die eine, als auch durch die andere Therapie **signifikant** gebessert werden konnten.

Bei ambulanten und stationären schizophren Kranken zeigen
neuere Untersuchungen (Knobloch, 1993, 1994, und Bossert-
Zaudig et al., 1994), dass das Training von sozialer Kompetenz mit
Einbezug körperlichen Erlebens, Handelns und Wahrnehmens,
sowie die Schulung kognitiver Funktionen hinsichtlich Realitätsprüfung, als integriertes Therapieangebot wirksam sind (vgl.
Maurer, 1998b, S. 142).

Eine weitere empirische Untersuchung liegt über die bioenergetische Analyse vor (Gudat, 1995). In dieser Arbeit wurden 309
abgeschlossene Behandlungen Jahre später katamnestisch untersucht. Dabei hat sich gezeigt, dass vor allem neurotische und psychosomatische Erkrankungen hinsichtlich Besserung günstig
eingestuft wurden. An der Studie beteiligten sich zwischen 1989
und 1993 ambulant tätige, zertifizierte Bioenergetik-Therapeu-
tinnen und -Therapeuten. Was die Untersuchung von 90 der 309
Patienten mittels VEV („Veränderungsfragebogen des Erlebens

und Verhaltens" von Zielke & Kopf-Mehnert, 1978) betrifft, hat
sich gezeigt, dass der VEV-Mittelwert im Sinne einer Besserung
eher höher lag als bei anderen Vergleichsstudien mit Verhaltens-
und Gesprächstherapie etc.

Nach unserer Erfahrung hat sich gezeigt, dass der VEV für
unsere ambulant eintretenden Patientinnen und Patienten ein
vielfach zu schwieriges Messinstrument ist, das häufig falsch verstanden und entsprechend falsch ausgefüllt wird. Daraus haben
wir geschlossen, dass der VEV nur für recht gesunde Klienten geeignet ist oder aber mit den Therapeutinnen und Therapeuten
itemweise nach dem Ausfüllen nachbesprochen werden sollte, was
selbstverständlich einen grossen Aufwand bedeutet und als Teil
der Therapie vielleicht auch fragwürdig sein mag. Seither sind
wir bei der Interpretation unserer eigenen VEV-Auswertungen
sehr vorsichtig. Auch die Frage, wie lange sich Patienten genau
und detailliert zurückerinnern können, müsste diskutiert werden.

In einer Übersichtsarbeit zum Thema *„Exercise as a Treatment
for Depression: an Update"* referieren Simons et al. (1985) zusätzlich
die Untersuchungen von Doyne et al. (1983), Mc Cann & Holmes
(1984) und Martinsen (1984), wobei sie zum Schluss kommen,
dass alles für die Hypothese spricht, dass Depressionen von klini-
schem Ausmass bei Patientinnen und Patienten durch Körperübungen (exercise, aerobic) behandelt werden können, da die
Übungsgruppen **signifikant** bessere Fortschritte im Depressions-
Rating BDI und im psychopathologischen Rating CPRS machten.
Mc Cann & Holmes (1984) machten übrigens deutlich, dass sich
Körperübungen besser bewährt haben als ein aktives Entspan-
nungstraining.

2.2.4 Einzelelemente oder Gesamtansatz: Dilemma in der empirischen Forschung

Da ich seit meinem 25. Altersjahr immer wieder wissenschaftliche
Arbeiten und auch Untersuchungen und Forschungen gemacht,
also ein gewisses Forschungsdenken internalisiert habe, wird mir
ein bestimmtes Paradoxon, in dem wir uns in der heutigen psychotherapeutischen Forschung befinden, immer deutlicher.

Wenn wir Einzeltechniken erforschen, müssen wir feststellen,
dass diese im Idealfall für Einzelsymptomatiken indiziert sind.

Letztere gibt es aber sehr selten; jeder praktisch tätige Psychotherapeut oder Psychiater weiss, dass das Typische für psychische Störungen ist, dass mehrere Probleme und Symptome meistens kombiniert vorkommen. Auch wenn uns das als strikt Forschende nicht passt: es ist so, dass selbst eine Phobie kaum je allein auftritt, was ich selber in einer grösseren Untersuchung an der Universitätspoliklinik Zürich wissenschaftlich habe darlegen können (Maurer, 1976b). Wir können diesem Problem natürlich ausweichen, indem wir von einer „Hauptsymptomatik" sprechen oder den Patienten sich zu Beginn auf eine „Goal Attainment Scale" festnageln lassen. Darunter versteht man eine Abstufungsskala der Problematik, welche der Patient mit dem Therapeuten zusammen ausfüllt – was ein oder mehrere Stunden in Anspruch nehmen kann –, um zu erkennen, welche drei (oder fünf) Probleme sie oder er als erste/-r oder überhaupt in dieser Therapie lösen möchte und für deren Behandlung sie oder er gekommen ist. Gerade aber das Aufnehmen einer „Goal Attainment Scale" mit den Patienten zeigt, dass selten eine Symptomatik alleine vorhanden ist, sondern dass die typische Realität der psychisch Kranken eben die psychische bzw. psycho-soziale bzw. psycho-bio-soziale Multimorbidität ist.

Wissenschaftlichkeit hat ja den Anspruch, möglichst nahe an die Realität zu führen. Wenn wir nun wissen wollen, welche Psychotherapie am besten hilft und wir gerade wegen dieser meist vorhandenen multiplen Symptomatik im Grunde keine einzelne Technik, sondern eine Kombination von Techniken anwenden bzw. auch einen nicht immer klar von Anfang an zu wissenden und zu definierenden Prozess der adaptativen Anwendung verschiedenster Techniken eingehen müssen, statt uns nach einem Manual richten zu können, führen wir eine wissenschaftliche Untersuchung durch, von der wir nicht genau wissen, was wir letztlich gemessen haben. Wie immer man heute vorgehen mag, um als Forscherin oder Forscher eine dem ganzheitlichen Menschen in seiner Vielfalt angepasste Psychotherapieform zu evaluieren: sie oder er – so scheint es – macht sich kritisierbar. Untersucht sie oder er einzelne Techniken, kann gesagt werden: „das ist nicht der ganze Ansatz"; untersucht sie oder er den gesamten psychotherapeutischen Ansatz, kann kritisch bemerkt werden: „es sei unklar, was hier untersucht werde".

Die einzige Möglichkeit, den obgenannten Konflikt und das obgenannte Paradoxon psychotherapeutischer Forschung aufzulösen, ist, von beiden Seiten her zu kommen: einerseits also, Studien zu machen oder zu referieren, die sich mit **einzelnen Elementen** des psychotherapeutischen Ansatzes befassen, und andererseits solche aufzuzeigen, die eine empirische Evaluation des **Gesamtansatzes** in seiner reichhaltigen Prozessorientiertheit enthalten.

Wenn sowohl die Untersuchungen zu Einzelelementen als auch die Untersuchung des teilweise variablen Gesamtansatzes in dieselbe Ergebnisrichtung gehen, können sich beide ergänzen und die als Einzelelement und Gesamtansatz untersuchte Psychotherapierichtung kann als „wissenschaftlich begründet und anerkannt" bezeichnet werden. Wissenschaftlichkeit ist nichts Absolutes, sondern bedeutet: **so nahe, wie es für eine bestimmte Fragestellung möglich und nötig ist, an die Wirklichkeit heranzukommen.**

2.3 Empirische Untersuchungen zum ganzheitlichen IKP-Ansatz

Eine Ende 1995 mittels SCL-90 (Symptom-Check-Liste) begonnene Untersuchung der Behandlung **ambulanter** neurotisch Kranker mittels ganzheitlich orientierter **Körperzentrierter Psychotherapie IKP** zeigte bereits nach zehnstündiger Behandlung eine **hochsignifikante Verbesserung** der Befindlichkeit bzw. Symptomatik im Kollektiv der 33 zufällig ausgewählten und untersuchten Patientinnen und Patienten. In allen Symptomen ist eine signifikante Abnahme der gemittelten Symptomwerte bereits **nach 10 Therapiestunden** festzustellen (vgl. Abb. 1); die Werte befinden sich nun sämtlich im „gesunden (unteren) Bereich" (vgl. Abb. 2).

Die Gesamttherapiedauer betrug bei zwei Patienten 120 Stunden, bei den restlichen durchschnittlich 34.4 Stunden.

Eine ca. 2 ½ Jahre später erfolgte **Nachuntersuchung (Katamnese)** mit beachtlichen 85% Rücklauf ergab, dass bei 64% der Befragten die Therapie „ziemlich" bis „sehr genützt" hatte und so dass diese bis zum Zeitpunkt der Katamnese keine weitere therapeutische Hilfe in Anspruch nehmen mussten. Bei 21% hatte die Therapie nur „mittel" genützt bzw. diese Personen hatten zwar ihre Therapie beendet, sagten aber, dass eine weitere therapeutische Hilfe gut gewesen wäre. Während 4 Patienten (14%) Rückfälle

SCL-90-R Skala	vor Beginn der Therapie (N = 33)		nach 10 Therapie-Stunden (N = 33)		Mittelwertsvergleich: (univariater) T-Test für abhängige Stichproben	
	M	SD	M	SD	t (df = 32)	p (ungerichtet)
Somatisierung	0.95	0.75	0.51	0.43	4.78	.000
Zwanghaftigkeit	1.30	0.74	0.85	0.63	4.27	.000
Unsicherheit	1.22	0.77	0.73	0.55	4.85	.000
Depressivität	1.54	0.83	0.91	0.70	6.03	.000
Ängstlichkeit	1.07	0.87	0.61	0.49	4.55	.000
Aggressivität	1.04	0.81	0.53	0.53	4.81	.000
Phobische Angst	0.57	0.70	0.26	0.36	2.88	.007
Paranoides Denken	0.90	0.84	0.57	0.67	2.74	.010
Psychotizismus	0.86	0.78	0.31	0.37	4.97	.000
GSI	1.10	0.68	0.62	0.45	5.69	.000
PSDI	1.94	0.54	1.41	0.37	6.85	.000
PST	47.91	18.28	35.79	17.44	6.00	.000

Abb. 1. Tabelle: Mittelwerte, Standardabweichungen und T-Test für abhängige Stichproben der SCL-90-R Skalen-Rohwerte (Symptom-Check-Liste von Derogatis; Franke 1995) bei 33 Klientinnen und Klienten vor Beginn und nach 10 Therapie-Stunden mittels ganzheitlichem IKP-Ansatz (Körperzentrierte Psychotherapie IKP©).

erlitten und erneut therapeutische Hilfe beanspruchen mussten, hatte die Therapie nur bei einem Patienten (4%) gar nicht genützt. Die Nachuntersuchung (mit möglicher Mehrfachnennung) zeigte auch, dass gerade der integrative Ansatz mit für den in der Abb. 1 und 2 dargestellten Erfolg verantwortlich war: Für 86% hatte das therapeutische Gespräch („gut" bis „sehr gut") zur Besserung beigetragen, 75% war es zudem der Therapeut als Person und für 61% die zusätzlich ins Gespräch integrierte Körperarbeit. Zudem machten 32% die Hausaufgaben und 4% Medikamente für eine Besserung verantworlich.

Diese klinische Studie wurde inzwischen auch was die weiteren Messzeitpunkte anbetrifft weiter ausgewertet. Zur Beurteilung von Besserungsfortschritten sind in vergleichenden wissenschaftlichen Studien die Effektstärken wichtig. Bis zur 20. Sitzung fanden sich mittlere bis grosse Effektstärken. Diese belegen die Qualität der untersuchten Behandlungen. Ferner kann festgehalten werden, dass bis zur 20. Behandlungsstunde ein Drittel aller in die Studie

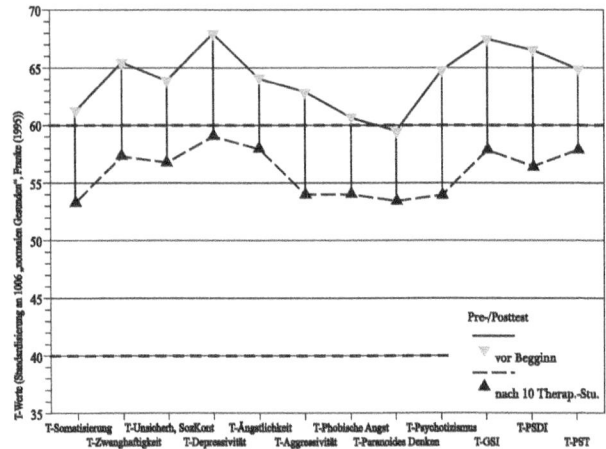

Abb. 2. SCL-90-R-Skalen und drei globale Kennwerte (40–60: Werte von „normal Gesunden"). Gruppenvergleich: 33 Klientinnen und Klienten vor Beginn und nach 10 Therapie-Stunden mittels ganzheitlichem IKP-Ansatz (Körperzentrierte Psychotherapie IKP[©]).

aufgenommenen Patienten und Patientinnen die Therapie erfolgreich beenden konnte. Beim Vergleich des in dieser Studie untersuchten IKP-Kollektivs mit einem psychoanalytisch und einem verhaltenstherapeutisch behandelten Kollektiv aus der Literatur (Brockmann, J. et al., 2002), zeigte sich, dass für die Erreichung eines mittels SCL-90-R gemessenen ähnlich guten Besserungsfortschrittes im Sinne der Effektstärke GSI für das mit der IKP-Methode behandelte Kollektiv deutlich weniger Therapiestunden benötigt wurden.

Die erreichten Effektstärken betrugen beim psychoanalytischen 0.82, beim verhaltenstherapeutischen 1.0, beim IKP- Kollektiv 0.8, wobei die durchschnittliche Anzahl der Behandlungsstunden bei der letzten Messung im psychoanalytischen 185, im verhaltenstherapeutischen 63 und im IKP-Kollektiv noch weniger, nämlich 20 Behandlungsstunden betrug.

Präziseres kann viel ausführlicher in der inzwischen im „Schweizer Archiv für Neurologie und Psychiatrie" publizierten Studie „Massnahmen zur Ueberprüfung der Wirksamkeit der Körperzentrierten Psychotherapie IKP" (Maurer, Y. et al., 2005) entnommen werden.

3 Entstehungsgeschichte der Körperzentrierten Psychotherapie IKP mit ganzheitlichem Modell

3.1 Anfänge der Methode

Die Entstehung einer Psychotherapiemethode ist immer ein Prozess und kann somit nicht mit einer klaren Jahreszahl angegeben werden. Meistens beginnt eine Therapeutin oder ein Therapeut damit, einen anderen als bisher klassischen Weg der Psychotherapiebehandlung mit Klienten einzuschlagen. Aus vereinzelten neuen Behandlungsversuchen wird dann bei dieser Person immer mehr eine Gewohnheit, **so** zu behandeln – eine Gewohnheit, die einerseits theoretisch reflektiert und aufgearbeitet als auch andererseits erfahrungsmässig in der alltäglichen therapeutischen Praxis verfeinert wird. Schliesslich muss eine derartige neuere Psychotherapiemethode auch didaktisch dahingehend weiterentwickelt werden, dass sie an andere weitergegeben werden kann.

Ein Minimum dieser Bedingungen waren für die Körperzentrierte Psychotherapie IKP 1983 erfüllt. Die von mir begründete Körperzentrierte Psychotherapie IKP ist seither laufend erprobt und in theoretischer und praktischer Hinsicht weiterentwickelt worden. Zunächst gab ich mein Wissen und Können, welches ich in verschiedenen psychiatrischen Kliniken, Polikliniken und in meiner eigenen psychotherapeutischen und psychiatrischen Praxis erprobt und durch wissenschaftliche Untersuchungen untermauert hatte, in Workshops und Seminaren weiter. Unter diesen Umständen wurde dann 1983 das IKP (Institut für Körperzentrierte Psychotherapie) als Weiter- und Ausbildungsinstitut gegründet. Ein Teil des in Seminaren und Ausbildungsgruppen am IKP gelehrten Wissens und Könnens fand inzwischen seinen Niederschlag in diversen Publikationen und Büchern.

Ich habe die Entwicklung dieser ganzheitlichen und den Körper miteinbeziehenden Psychotherapiemethode in der Auseinandersetzung mit Kolleginnen und Kollegen der Medizin bzw. Psychiatrie, der Psychotherapie und der Klinischen Psychologie vorangetrieben. Der Beginn der Entwicklung der Methode war durch eine grosse Offenheit gegenüber den bestehenden Psychotherapieformen sowohl in Europa als auch in den USA gekennzeichnet.

Dem neuen Ansatz standen einige Universitätsprofessoren, die den Einbezug des Körpers in das Gesamtkonzept psychiatrischer Behandlungen begrüssten, positiv gegenüber. Erwähnt sei Prof. Dr. med. Paul Kielholz, welcher Direktor der Psychiatrischen Universitätsklinik Basel war, an welcher ich ein Jahr als Assistenzärztin verbracht und über das Thema „*Rücken- und Nackenmassage bei Depressiven" (Maurer bzw. damals Groeli, 1973)* doktoriert hatte. Prof. Dr. med. Raymond Battegay, Psychiatrische Universitätspoliklinik Basel, ermunterte mich, in der eingeschlagenen Richtung weiterzugehen und meine Erkenntnisse zu publizieren. Durch seine Präsenz und von ihm gehaltene Vorträge an den allerersten Tagungen des IKP stärkte er uns den Rücken, obschon er einmal meinte: „*Wissen Sie, für uns ist es bereits zu spät, umzustellen und den Körper in die Psychotherapie miteinzubeziehen. Für die jungen Therapeutinnen und Therapeuten wird das einmal anders sein."*

Etwas später haben sich auch Prof. Dr. phil. Viktor Hobi und Prof. Dr. med. Walter Pöldinger, beide Psychiatrische Universitätsklinik Basel, ferner Prof. Dr. med. Stefan Herzka und Prof. Dr. med. Martha Koukkou, beide Universität Zürich, befürwortend im Sinne unserer Methode eingesetzt. Als weiterer früher Förderer unseres Ansatzes soll auch Dr. med. h. c. Carlo Grassi, ehemaliger Redaktor der Schweizer Ärztezeitung und ebenso Prof. Dr. med. Boris Luban-Plozza (Locarno) genannt werden.

Daneben gab es viele Personen, auch auf universitärer Ebene, die dieser Entwicklung eher skeptisch – vielleicht auch neidisch – gegenüberstanden und deren Fortschreiten durch negative Bemerkungen viel eher behinderten als förderten.

Eine spezielle Position nahm der Zürcher Psychiatrieprofessor Hans-Konrad Knöpfel ein, welcher meinte: „*Wenn der Körper schon in die Psychotherapie einbezogen werden muss, dann ist es gut, dass Sie, Frau Dr. Maurer, das in Händen haben."* Nach dieser Anfangszeit, die bis ca. 1988 dauerte, hatte sich das Institut für Körperzentrierte Psychotherapie IKP bereits dahingehend institutionalisiert, dass unsere Existenz wahrgenommen werden musste. Der Zulauf von Weiter- und Ausbildungskandidatinnen und -kandidaten wurde immer grösser. 1991 erklärte mir eine Journalistin, welche Recherchen bei den Schweizer Psychotherapie-Instituten machte, dass unser Institut inzwischen bereits mittlere Grösse erreicht hätte. Dennoch blieb der Trend, uns aus der Szene auszuklammern, teilweise erhalten: Zum Beispiel verhinderte ein früherer Arzt in leitender Funktion unsere Teilnahme an den ehemaligen Breitensteiner Tagungen. Als der Organisator ihn fragte, weshalb er nicht wolle, dass Frau Maurer dort aufträte und einen Vortrag über Körperzentrierte Psychotherapie halte, wo sie doch so bekannt sei, soll jener gesagt haben: *„Eben gerade deswegen."*

3.2 Wichtige Entwicklungsetappen und „Vorläufer" der Körperzentrierten Psychotherapie IKP

Zunächst ging es mir, die ich damals in den sechziger Jahren wie die meisten Psychotherapeutinnen in der klassischen Psychoanalyse geschult worden war, darum, mit psychiatrisch hospitalisierten Patienten nicht nur Gespräche zu führen, sondern auch den Körper – allerdings damals noch abgetrennt von der eigentlichen gesprächstherapeutischen Behandlung – in diese miteinzubeziehen. Was ich als Turn- und Sportlehrerin gelernt hatte, adaptierte ich nun für psychisch Kranke. Davon legt noch heute mein erstes Buch *„Physikalische Therapie in der Psychiatrie: ein Weg zur psychischen Gesundheit"* (1979) Zeugnis ab. Hier sprechen, dort körperorientiert behandeln war meine damalige Devise. Anders konnte ich es mir noch nicht vorstellen. Ich empfand es schon als einen grossen Fortschritt, dass es in mir die gleiche Person war, die mit derselben Patientin sowohl psychotherapeutische Gespräche führte, als auch – obschon zeitlich verschoben und in einem anderen Rahmen, nämlich innerhalb einer Therapiegruppe – körperorientiert arbeitete. Das erwähnte Buch entstand nicht zuletzt aus der Verarbeitung meiner eigenen damaligen misslungenen Psychoanalyse.

Ich verfasste es, obschon mein damaliger Psychoanalytiker, Prof. G. Benedetti, Basel, mich einmal am Ende einer Lehranalysestunde mit dem Satz entliess: „*Mit Physiotherapie werden Sie keine psychisch Kranken heilen können*".

Vom festen Willen, bessere Psychotherapieformen für psychisch Leidende zu finden, ja zu erforschen und nicht zuletzt auch motiviert von den schweren Leiden meiner Schwester Iris, bemühte ich mich immer mehr, den heilsamen Einbezug des Körpers psychoanalytisch zu begründen (Maurer, 1976a und 1976d). Wenig später aber erkannte ich das sehr beschränkte Menschenmodell der Psychoanalyse. Es fiel mir auf, dass sehr viel von Trieben und Es gesprochen wurde, kaum je aber etwas von Spiritualität, und dass die wesensmässig-transzendente Dimension praktisch ganz im theoretischen Gebäude und Behandlungskonzept der Psychoanalyse fehlte. Damals, als ganz junge, frischgebackene Assistenzärztin, dachte ich daher, ich möchte diesbezüglich Freud überholen. Dann suchte ich bei Jung, fand aber zu wenig Klarheit in den für mich oft verschwommen und vieldeutig gebrauchten Begriffen seiner Schriften. So bemühte ich mich, der Körperzentrierten Psychotherapie IKP eigenständig ein **ganzheitliches Menschenmodell** zugrundezulegen. Aus diesen Bemühungen heraus entstand das **Anthropologische Würfelmodell IKP**, welches künftig als Kernmodell die Theorienbildung, die Behandlungskonzepte und die Behandlungsstrategien nachhaltig beeinflussen sollte. Mit dem Anthropologischen Würfelmodell IKP gewöhnte ich sowohl mir selbst als auch den Auszubildenden am IKP eine neue **multidimensionale bzw. systemische Denkweise** an, die bereits neue Einsichten über Theorien und therapeutische Erfahrungen gebracht hat und noch bringen wird.

Als Hauptvorläufer des IKP-Ansatzes kann die Gestalttherapie bzw. die Integrative Therapie von Hilarion Petzold betrachtet werden. Dennoch ist es schwierig, eigentliche „Vorläufer" auszumachen, da ich mich von verschiedenen Gebieten her in der Begründung des Ansatzes beeinflussen liess: Ich brachte sowohl Wissen und Können ein aus meiner Ausbildung zur Turn- und Sportlehrerin, als auch aus der Fachausbildung zur Psychiaterin FMH, in der ich in Psychotherapieformen wie der Psychoanalyse, der Daseinsanalyse und der Verhaltenstherapie weitergebildet wurde. Dazu kamen persönliche Weiterbildungen in New York in Bioenergetischer Analyse, Systemtherapie (vgl. Papp, 1976) und Gestalttherapie, ferner in Deutschland in Integrativer Therapie am Fritz-Perls-Institut (FPI), wo ich ebenfalls einige Seminare besuchte. Die Kontaktnahme zum FPI geschah jedoch noch mehr durch die persönliche Begegnung mit Prof. Dr. Dr. Hilarion Petzold, den ich in den späten siebziger Jahren an Kongressen kennengelernt hatte, wo wir beide bemerkten, dass wir ähnliche Denkweisen haben – zumindest hinsichtlich Psychotherapie –, verglichen mit den uns damals umgebenden anderen Kolleginnen und Kollegen. Daraus sind zwei gemeinsame Publikationen (Maurer & Petzold, 1978a und Petzold & Maurer, 1985) entstanden. Da einige der ersten Ausbildnerinnen und Ausbildner des IKP ebenfalls ihre psycho- oder bewegungstherapeutische Ausbildung am FPI gemacht hatten, ist auch über diesen Weg einiges in die Körperzentrierte Psychotherapie IKP eingeflossen. Im Laufe der letzten Jahre hat sich unser ganzheitlicher Psychotherapieansatz erneut weiterentwickelt.

4 Zum wissenschaftlichen Hintergrund der Körperzentrierten Psychotherapie IKP

4.1 Zuordnung der Körperzentrierten Psychotherapie IKP zu einem Mainstream

Traditionellerweise werden die Psychotherapieformen heute noch in die grossen Gruppen der tiefenpsychologischen, verhaltenspsychologischen, humanistischen und systemischen eingeteilt. Körperzentrierte Psychotherapie gehört schwerpunktmässig zu den humanistischen Formen. Derzeit wird Körperzentrierte Psychotherapie IKP dem „Mainstream" der Gestalttherapie zugeordnet. Die Zukunft wird zeigen, ob Körperzentrierte Psychotherapie IKP auf dem philosophischen, persönlichkeitstheoretischen, methodischen oder technischen Niveau der Gestalttherapie interessante Ergänzungen anzubieten hat oder ob die Weiterentwicklung und Ausdifferenzierung an gewissen Punkten in Theorie und Praxis darüber hinaus dazu führt, dass sie als eigenständige Psychotherapieform betrachtet werden muss oder einem neuzeitlichen, integrativen Ansatz zuzurechnen ist.

4.2 Phänomenologisches Erkennen als grundlegende wissenschaftliche Methode der Körperzentrierten Psychotherapie IKP

Es gehört zur typisch menschlichen Fähigkeit, diese Welt und Wirklichkeit mit Bewusstsein zu durchdringen und zu verstehen. Unser Prinzip, die Welt zu erkennen, ist ein grundsätzlich **phänomenologisches**. Das heisst, wir versuchen, uns von den Phänomenen, den Dingen her belehren zu lassen. Wir versuchen also nicht, zunächst rationale, vernünftige Theorien aufzustellen und unserer Logik zu vertrauen, sondern wir versuchen, die Dinge immer wieder neu und im individuellen Einzelfall so zu sehen, wie sie sind, also auch in ihrer ganzen Komplexität und Verknüpftheit. Diese

Grundhaltung wird nun bereits beschränkt durch die dem Menschen eigene immanente Begrenztheit in seiner Erkenntnisfähigkeit. Es ist, als ob die Vielfalt dieser Welt, und vor allem auch die Komplexität des Menschen, die wohl am imposantesten in der Gehirnforschung hervortritt, das komplexe Verständnisvermögen, das wir Menschen zu haben glauben, weit übersteigt. So wird nach Ansicht berühmter heutiger Forscherinnen und Forscher auch zunehmendes Forschungswissen uns immer wieder an neue Grenzen unserer menschlichen Erkenntnisfähigkeit führen.

4.3 Multidimensionales, systemisches Denken

Die Annäherung, die wir mit der ganzheitlich-phänomenologischen Vorgehensweise an die **menschliche Wirklichkeit** zu vollziehen versuchen, gründet sich auf ein möglichst **ganzheitliches**, d. h. **multidimensionales, interrelationales Denken, das multikommunikativ** weitergegeben wird. Gerade wegen der Begrenztheit des menschlichen Verstandes können wir ein Phänomen nicht im selben Augenblick von allen Seiten her gleichzeitig betrachten. Unser Denken muss daher auch prozesshaft sein können, d. h. die **Dimension der Zeit** integrieren. Nur so kann unser Denken der Erkenntnis der Wirklichkeit wenigstens annähernd gerecht werden. Die Dimension der Zeit in unser Denken zu integrieren heisst, den eigenen Standpunkt innerhalb der Zeit beim Betrachten der Phänomene zu wechseln. Zusätzlich muss erkannt werden, wie die Phänomene untereinander im Sinne von Gestaltkreisen (von Weizsäcker, 1947) und der senso-motorischen Zirkulärreaktion (Piaget, 1975/1936), sowie des Regelkreises verbunden sind. Die beiden erstgenannten zirkulären Systeme sind im Unterschied zum einfachen Regelkreis nicht nur rückgekoppelt, sondern als zirkuläre Modelle auch mit einem „Sollwert" versehen. Dabei ist der Sollwert gewissermassen die Voraussetzung des zirkulären Systems: die Bedeutungs- und Sinnzusammenhänge sind im Hinblick auf den Sollwert besser zu verstehen. Schliesslich wissen wir heute, dass verschiedene derartige zirkuläre Systeme im Menschen ineinander greifen und es höhere und niedrigere Systemhierarchien gibt. Dies gilt nicht nur für die innermenschliche Organisation des Menschen, sondern gemäss allgemeiner Systemtheorie (Bertalanffy, 1968) auch für Systeme, die den Menschen umgeben und so zu einem Teil eines grösseren Systems werden lassen. Ich setze hier voraus, dass die Leserin und der Leser weiss, worum es sich bei der Systemtheorie handelt und inwieweit sie sich vom reinen Ursache-Wirkungsdenken längst entfernt hat (vgl. auch Prigogine, 1976 und 1985).

4.4 Einheit und Gleichbedeutsamkeit der Lebensdimensionen im Anthropologischen Würfelmodell IKP

Das Anthropologische Würfelmodell IKP drückt die Grundidee der absoluten Einheit des Menschen aus, ohne Vorherrschaft des einen Lebensbereichs über den andern. Alle Lebensbereiche durchdringen einander gegenseitig, und dies nicht nur wie z. B. ein verwikkelter Knäuel aus sechs Fäden, sondern noch intensiver im Sinne multidimensionaler Feedbacksysteme. Leben ist ein vielfältiger Ausdruck eines Kerngeschehens, das sich unserer menschlichen Erkenntnisfähigkeit dem Letzten immer entziehen wird. Dieses Kerngeschehen drückt sich gleichzeitig in dem aus, was wir begrifflich benennen mit:

- **Psychisch-Geistigem** (Psychisch-geistige Lebensdimension)
- **Körperlichkeit** (Körperliche Lebensdimension)
- **Sozialem** (Soziale Lebensdimension)
- **Wesensmässig-Spirituellem** (Spirituell-transzendente Lebensdimension)
- **Zeit** (Lebensdimension der Zeit)
- **Raum** (Lebensdimension des Raumes)

Derartige begriffliche Benennungen sind notwendig, um menschliche Erfahrungen deutlich zu machen. Der Nachteil dieser kommunizierbaren Verdeutlichungen ist, dass die letztliche Einheit des Seins durch die Begriffe wie zerstückelt erscheint. Sie ist es nicht. Das räumlich anschauliche Symbol des Anthropologischen Würfelmodells IKP (vgl. 6.1) will diese letztliche Seinseinheit der sprachlich fassbaren sechs Lebens- oder Seinsdimensionen verdeutlichen. Die oben beschriebenen anthropologisch-philosophischen Grundannahmen lassen erneut fragen, welche Forschungsmethode für ein derartig komplexes Gebilde wie menschliches Leben erforderlich sei.

4.5 Multidimensionales und multikommunikatives Therapieren

Im Gegensatz zur analytischen Zurückhaltung, einer Art Spiegelverhalten, will die **Gestalttherapie** eine **Erlebnisdichte zwischen dem Klienten und dem Therapeuten** herstellen: Leben ist **Begegnung**.

Körperzentrierte Psychotherapie IKP weitet diesen vorwiegend emotionell gedachten Begriff der Begegnung aus: **ganzheitliche Begegnung** ist Leben. Die therapeutische Begegnung wirkt vor allem dann heilend, wenn sie von der Therapeutin bzw. dem Therapeuten aus in diagnostischer und therapeutischer Hinsicht auf verschiedenen Ebenen bzw. in den sechs Lebens- bzw. Seinsdimensionen erfolgt bzw. auf die sechs Lebens- bzw. Seinsdimensionen des Patienten gerichtet ist.

Während Freud mit seinem medizinisch orientierten Ursache-Wirkungsdenken seinen therapeutischen Standpunkt im Vis-à-vis des Patienten einnahm, sind wir uns heute bewusst geworden, dass gerade in der Psychotherapie ein Standpunkt eingenommen werden muss, der nicht nur den Klienten, sondern auch den Therapeuten gleichzeitig im Sinne eines Klienten-Therapeuten-Systems einbeziehen muss. Dies soll zudem nicht nur verbal, sondern auch emotional und sprechend-handelnd sein (multikommunikativ). Die sogenannte „**analytische Zurückhaltung**" kann kontraindiziert sein und zum Kunstfehler werden: Eine 37-jährige Klientin stand in Behandlung bei einem psychoanalytisch orientierten Psychotherapeuten und Psychiater. Sie sagte zu ihrer Kollegin am Arbeitsplatz: *„Ich gehe nicht mehr zu ihm. Monologe kann ich auch Zuhause alleine führen."* Eine Woche später war sie tot. Sie hatte zwar inzwischen mit einer anderen Psychotherapeutin eine Vereinbarung für einen ersten Termin festgelegt gehabt, aber die suizidalen Impulse waren stärker, und die Energie reichte nicht mehr aus, auf eine Therapeutin oder einen Therapeuten zu warten, die oder der bereit war, sie aus ihrer Einsamkeit zu befreien. Analytische Zurückhaltung kann ausgesprochen fehl am Platz sein.

4.6 Wachstum und antinomische Spannung im biologischen Organismusbereich

Die grundlegendste **Annahme**, welche die Körperzentrierte Psychotherapie IKP macht, ist, dass **nichts so deutlich und wirklich ist wie die evolutiven Entfaltungskräfte im organischen Bereich.** Aus Lebewesen niedrigster Stufen entstanden differenziertere Kreaturen. An verschiedenen Orten der Welt – über verschiedenste Zwischenstufen (Homo erectus, habilis etc.) und unabhängig voneinander – entstanden Menschen, die bis heute einen immer differenzierteren Entwicklungsgrad angenommen haben, zumindest was das Gewicht des Gehirns bzw. die Anzahl der Hirnwindungen desselben betreffen. Es scheint also eine Kraft am Werk zu sein, die nach Wachstum, Entfaltung und Ausdifferenzierung strebt. In der Menschheitsgeschichte ist Wachstum übrigens nicht nur in dieser qualitativen Hinsicht vom Urmenschen zum „zivilisierten Menschen" im Sinne der Evolution erfolgt, sondern auch in quantitativer Hinsicht, indem sich die Anzahl der Menschen weltweit immer weiter vermehrt. Unsere Grundannahme geht also davon aus, dass **Leben mit den Sollwerten Wachstum, Entfaltung und Ausdifferenzierung versehen ist.**

Mit dieser Zielsetzung sind bereits grundlegende Konflikte verbunden, indem diese Wachstums- und Ausdifferenzierungstendenzen sich gegenseitig konkurrenzieren können, so dass, wo Wachstum entsteht, unter Umständen Wachstum gebremst werden muss (antinomische Spannung). Anders gesagt, muss unter Umständen die Entfaltung des einen auf Kosten der Entfaltung des anderen geschehen. Daher ist echtes, langfristiges Wachstum auch gebunden an den Zusammenschluss verschiedener Systeme unter einem **übergeordneten System** oder einer **übergeordneten Zielsetzung,** wodurch statt Konkurrenz ein noch stärkerer Wachstums- und Entwicklungsprozess möglich wird.

Abraham Maslow (1977 und 1985) hat ausgehend von der Motivationspsychologie das Gebiet der **Wachstumsbedürfnisse** als einer der ersten erforscht. Unsere anthropologisch-philosophische Grundannahme hinsichtlich Wachstum und Entfaltung charakterisieren wir auf den Menschen bezogen einerseits dadurch, dass im Menschen Entfaltungs-, Wachstums- und Ausdifferenzierungsbedürfnisse autochthon grundgelegt sind. In der humanistischen

Literatur (Maslow, Perls, Goodman etc.) scheint immer wieder die Grundannahme durch, dass der Mensch unter der Voraussetzung, dass seine grundlegenden Bedürfnisse (vergleiche Bedürfnispyramide nach Maslow) befriedigt worden sind bzw. dass sie oder er diese sich befriedigen kann, gut bzw. gesund ist. Ich formuliere noch etwas ganzheitlicher und auf der Abstraktionsebene des Anthropologischen Würfelmodells IKP vereinfacht: Wenn der erwachsene Mensch **seine sechs Seinsdimensionen lebt und sie damit auch als Ressourcen benützen kann**, ist sie bzw. er gesund und gut. Dies gilt nicht nur für den einzelnen Menschen, sondern auch für Menschengruppen! Bei diesem Bemühen nach ganzheitlichem Leben bleiben die persönlichen Bedürfnisse und deren Befriedigung **innerhalb** des sozialen Kontextes wichtige Wegweiser bzw. Impulse im Erhalten und Wiedererlangen von psychophysischer Gesundheit. Wie werden die Bedürfnisse geordnet?

Das Ordnungsprinzip der **maslowschen** Bedürfnispyramide gründet einerseits auf der entwicklungsmässigen bzw. zeitlichen Abfolge der Bedürfnisse und deren Befriedigung und andererseits auf einer Hierarchisierung von zum Überleben primär wichtigeren und sekundären Bedürfnissen. Dabei erhalten die basalen physiologischen Bedürfnisse eindeutig Vorrang.

Durch die Forschungsrichtung der Psychosomatik, der Säuglings- und Kleinkind-Forschung (Spitz, 1946, S. 313 und 1967) zeigte sich zudem die existentielle Bedeutung der **Berührung des Körpers** bei entsprechenden Signalen (Bedürfnissen) für die psychophysische Gesundheit, was Maslow und Freud noch nicht als vorrangig erkannten. Dies einbeziehend, habe ich eine IKP-Bedürfnispyramide veröffentlicht (Maurer, 1993a).

4.7 Vom Einfluss verschiedener medizinischer Wissenschaftsmodelle

Genau so wenig einheitlich wie die Modelle im Bereich der Psychologie, sind die Modelle im Bereich der Medizin. Grob umrissen ist das medizinische Modell klassischerweise ein Ursache-Wirkungsmodell, das auf dem Ursache-Wirkungsdenken beruht und statt rein symptomatische, kausale Therapiemöglichkeiten vorschlägt.

Währenddem früher die „causa", d. h. die Ursachen für körperliche Störungen v. a. im körperlichen Bereich gesucht wurden, hat sich in der Medizin mit der Entwicklung der Psychosomatik das Suchen und Erkennen von Ursachen auch auf den psychischen Bereich ausgeweitet. Eine zusätzliche Erweiterung erfuhr das medizinische Modell z. B. für Bereiche der Sozialpsychiatrie hinsichtlich sozialer Umwelt und beziehungsmässigem Lebensbereich. Damit sind wir bei einem bio-psycho-sozialen Modell angelangt, wie es Engel (1977 und 1980), auf weite Bereiche medizinischen Denkens einflussnehmend, vertrat (vgl. auch Herzka, 1984).

Zur Perspektive des medizinischen Modells gehört es auch, das Gehirn des Menschen als neurophysiologische Zentrale zu betrachten, die mit der Peripherie aufs Engste verbunden ist und über das vegetative und willentliche Nervensystem, sowie hormonelle und immunologische Abläufe, sämtliche Prozesse im Menschen steuert. Zu diesem Modell gehört auch das Wissen um das Eingebettetsein des menschlichen Organismus' in die Gesetzmässigkeiten der Genetik.

Da unser Therapieansatz auch körperliches Erleben und körperliches Handeln und Verhalten in die Behandlung miteinbezieht, versteht es sich, dass dadurch physiologische, neurophysiologische und psychophysiologische Wirkungen entstehen, die für die Therapie nutzbar gemacht werden können, so dass auch logisch-systematische Zusammenhänge des medizinischen Wissenschaftsmodells miteinbezogen werden müssen.

4.8 Allgemeines zur Forschungsperspektive der Medizin und der Naturwissenschaften und deren gegenseitiger Bezogenheit

Die psychotherapeutische Forschungsmethode der Wahl steht uns nicht, oder positiver ausgedrückt, noch nicht zur Verfügung. Wenn wir wie die Phänomenologen, z. B. Heidegger, zurückgehen auf Äusserungen, dass das Dasein des Menschen als ein „Sein zum Tode" aufzufassen sei und damit als eine „Existenz", die die „Grundbefindlichkeit der Angst" auslöst, die aber auch die Möglichkeit der „Wahl" und „Entscheidung" herbeiführt, bleiben wir im rein ontologischen Wissenschaftsbereich. Wir stülpen aber dann die philosophische Wissenschaftlichkeit über ein Gebiet, das ins Medizinische, ja zum Teil ins Naturwissenschaftlich-Physikalische hineinreicht, zumindest was z. B. den Knochenbau bzw. den Bewegungsapparat des Menschen anbelangt. Das Fernziel ist, eine diesbezügliche Forschungsintegration zu finden, basierend z. B. auf der modernen Naturphilosophie (M. Stöcker, Universität Fribourg), die sowohl physikalisch-naturwissenschaftliche Ansätze, als auch die begrifflich-philosophische Reflexion zu einer Wissenseinheit zusammenschliessen könnte. Wieweit wir allerdings vom endgültigen Wissen noch entfernt sind, zeigt z. B. die Tatsache der **Quantenphysik**, wonach es unklar ist, wie sich schon nur physikalische Objekte in Raum und Zeit befinden. Es hat sich nämlich gezeigt, dass, ohne dass physikalische Zusammenhänge feststellbar sind, Wirkungen, die an einem Objekt entstehen, auch an einem anderen weit entfernten Objekt entstehen können. Dabei kann nicht einfach, wie F. Capra (1983) dies vorschlägt, davon ausgegangen werden, dass Geist materielle Teilchen beeinflusst. Dies wäre eine allzu einfache Lösung der genannten Problematik.

Nüchterner bleiben hier Werner Heisenberg (Mitbegründer der Quantenmechanik) und Niels Bohr (Wegbereiter der modernen Atomphysik), die klar darlegen, dass menschlicher Geist materielle Teilchen nicht beeinflusst. Materie als ungeformter Stoff ist aber dennoch nicht passiv, sondern ebenfalls aktiv, d. h. sie bringt durch Felder Wirkungen hervor. Aus diesen **Wirkungen** entfaltete sich offensichtlich auch diese Welt und diese Wirklichkeit.

5 Persönlichkeitstheorie I – Entwicklungstheorie

Es ist spannend, dem Prozess nachzugehen, wie wir selbst aus einer einzigen Zelle zu dem geworden sind, was wir heute als Erwachsene sind. Betrachtet man diesen Sprung, muss man ehrfürchtig staunen vor dem, was Leben als Wachstums- und Entfaltungspotenzen in sich birgt.

Wir können heute sehr viele Entfaltungsschritte auf verschiedenen Ebenen (zelluläre, organsystemische, soziale) beschreiben. Wir können über vieles Erklärungen abgeben, z. B. **wie** der Entfaltungsprozess vor sich geht, aber wir wissen oft nicht, **weshalb** das so ist. So ist z. B. die Atemregulation ein äusserst komplexes Geschehen, in das eine Menge von reflektorischen, humoralen (biochemischen), kortikalen (Grosshirn betreffenden) Faktoren einmünden, die ein zusammenhängendes kompliziertes Steuerungssystem bereitstellen. Hirnbereiche im Hirnstamm, die die Atmung zentral kontrollieren, enthalten z. B. inspiratorische Zellen, die durch periodische Stimulierung für den Atemgrundrhythmus verantwortlich sind. Ihre Impulse gehen zum Zwerchfell und zu anderen Einatmungsmuskeln. Wir wissen zwar, dass diese Zellen inspiratorische Impulse an die Atmungsmuskulatur weitergeben, aber **woher** sie diese Fähigkeit haben, wissen wir nicht (vgl. Maurer, 1993c und 1999a). Auch psychisches Geschehen, das teilweise an komplizierte neurophysiologische Prozesse gebunden ist, ist weit davon entfernt, wissenschaftlich durchgehend bekannt zu sein.

Wo Wissen fehlt, können Lehrmeinungen entstehen, die sich von Generation zu Generation überliefern, die aber mehr Behauptungen als wissenschaftlichen Erkenntnissen entsprechen und letztere sogar erschweren können. Auch im Bereich der Entwicklungspsychologie gab und gibt es derartige Lehrmeinungen.

5.1 Entwicklungspsychologie bzw. Theorie zur Entwicklung des Menschen

Im Folgenden möchte ich den **Entwicklungsprozess des Menschen** möglichst verständlich und etwas vereinfacht darlegen. Obschon es sich um einen Prozess handelt, habe ich, wie das häufig in solchen Darstellungen der menschlichen Entwicklung geschieht, diesen kontinuierlichen Prozess in begriffliche Stufen eingeteilt. Bereits 1979 habe ich von acht Phasen gesprochen bzw. dieselben von Erikson (1971) übernommen und um die „psycho-motorische Entwicklungsstufe" erweitert. Inzwischen wurde diese Einteilung in dem Sinn modifiziert, dass die ehemaligen Stufen zwei und drei zusammengefasst und eine pränatale beigefügt wurde, was wiederum acht Phasen ergibt (Maurer, 1993a, bzw. darin beigelegte Tabelle 2).

Wesentlich ist, dass ich bereits damals deutlich gemacht habe, dass die sogenannte Entwicklungspsychologie, wenn sie Grundlage der Psychotherapie sein soll, nicht nur psycho-sexuelle, sondern auch psycho-soziale und psycho-motorische Entwicklungsstufen enthalten muss, die von der Geburt bis ins hohe Alter durchgehend sind. Wenn wir von unserer ganzheitlichen Grundannahme des Menschseins ausgehen, ist es auch selbstverständlich, dass eine solche „Entwicklungspsychologie" nicht nur die Entwicklung der Psyche, sondern des ganzen Menschen in all seinen sechs Seinsdimensionen mit beinhalten muss. Es fällt mir daher schwer, heute noch von **„Entwicklungspsychologie"** zu sprechen, obschon dies in der Fachwelt ein gängiger Ausdruck ist. Präziser wäre der Ausdruck: **„menschlicher Entwicklungsprozess"** oder **„Entwicklungsprozess des Menschen"**. Zwar wird heute in der Fachwelt der Schweizer Universitäten unter dem Begriff „Entwicklungspsychologie" die Lehre von der ganzheitlichen Entwicklung des Menschen verstanden, aber weshalb den Begriff „Entwicklungspsychologie" nicht ändern?

Ich habe 1979 parallel zueinander die klassische, psychoanalytische Einteilung links aussen in der Tabelle 4 (Maurer, 1979, S. 62/63) dargestellt, rechts davon die psycho-sozialen Entwicklungsstufen, wie sie Erikson als neuzeitlicher Psychoanalytiker verstand und weiter rechts davon die psycho-motorischen Entwicklungsstufen. Gemäss wissenschaftlicher Untersuchungen, die Freud damals noch nicht bekannt sein konnten, sind letztere ebenfalls sehr wichtig für den Entwicklungsprozess. Dies vor allem in den ersten postnatalen Entwicklungsmonaten und -jahren. Ich werde darauf bei Stufe zwei und drei zurückkommen.

Bevor ich den Entwicklungsprozess, unterteilt in die acht Phasen, beschreibe, möchte ich nochmals die Grundannahmen deutlich machen, wonach körperliche und psychisch-geistige Erbanlagen den Entwicklungsprozess prä- und postnatal entsprechend grosser Trendlinien steuern. Diese Trends sind mehr oder weniger stark beeinflussbar durch bildungs-, erziehungs-, beziehungsmässige (soziale), physikalische Umgebungsfaktoren und durch den Zeitpunkt und die Zeitdauer während der sie einwirken. Diese Faktoren können sich eher schädlich auswirken, d. h. den Entwicklungsprozess hemmen oder nützlich sein, d. h. ihn fördern oder beschützen (**protektive Faktoren**).

Bereits vor der Geburt kann das künftige Menschenkind aus einer körperlichen, einer psychischen, einer beziehungsmässig-sozialen, einer räumlichen und zeitlichen Perspektive gesehen und beschrieben werden. Dabei ist zu beachten, dass die Entfaltung prä- und postnatal in sogenannten Wachstumsschüben erfolgt bzw. sich nicht alles gleichzeitig und gleich rasch entfaltet und reift, sondern gewisse Wachstumsprozesse in entsprechend dafür vorgesehenen sogenannten kritischen Phasen erfolgen und, wenn sie dies aus irgendeinem Grunde nicht können, eine Nachreifung sehr viel schwieriger wird.

5.2 Entwicklungsprozess des Menschen (unterteilt in 8 Entwicklungsstufen)

5.2.1 Pränatale Phase (intra-uterin)

Diese vorgeburtliche Phase der Entwicklung ist gekennzeichnet von der totalen Symbiose zwischen Mutter und Kind. Bereits vor der Geburt nimmt der Embryo über die Haut Reibungen und Temperatur wahr, sowie Kontraktionen des Darms. Wahrscheinlich spürt er auch bereits die Vibrationen, die vom Herzschlag und der Stimme der Mutter ausgehen. Von dieser Wahrnehmungsfähigkeit her gesehen ist es möglich, dass erste Einflüsse auf das Kind bereits im Mutterleib durch harmonische oder disharmonische, stressige Lebensweise hervorgerufen werden. Selbstverständlich wird auch die Freude oder die Unzufriedenheit und die Ablehnung der Schwangerschaft zu mehr oder weniger Stresserleben bei der Mutter und damit auch beim Kind beitragen.

In der Literatur wird diskutiert, dass es durchaus möglich ist, dass, wenn auch noch keine differenzierte Gedächtnisfähigkeit vorhanden ist, so doch Gefühls- und Erinnerungsspuren für Rhythmisches und rhythmisch Schwingendes bzw. Arhythmisches, Disharmonisches sich als Grunderfahrung bereits im Embryo festigen können. Auch Melodien, nicht nur Töne, werden nach Liley (1972) und Verny & Kelly (1983) bereits ca. ab dem 4.–6. Schwangerschaftsmonat wahrgenommen. Neugeborene reagieren bekanntlich besonders wohlig auf Lieblingsmusik der Mutter während der Schwangerschaft, gleichgültig, welcher Stilrichtung diese Musik angehört.

5.2.2 Säuglingsalter (1. Lebensjahr)

a.) Dermal-taktile Phase (Hautphase)

Neugeborene erleben Kontakt hauptsächlich über die Haut. Dabei ist nicht nur der Mund (daher **orale** Phase) ein wichtiges Kontakt- und Suchorgan, sondern auch die Haut der **ganzen** Körperoberfläche. Ich fasse daher diese erste postnatale Phase des ersten Jahres nicht nur unter dem Begriff „oral" zusammen, sondern unter dem weiteren Begriff **„dermale Phase".** Sie enthält einen **oralen Anteil.** Montagu (1974) hat über die Bedeutung der Haut für die Entwicklung des Menschen und die dadurch bessere Entwicklung des zentralen Nervensystems ein Buch verfasst, das noch heute zu den Klassikern der Körperberührung gehört. Spitz (1946, 1967 und 1973) hatte jahrelange Kämpfe durchzufechten und musste Filmmaterial bringen, um von seinen Kolleginnen und Kollegen hinsichtlich der Wesentlichkeit der Berührung zwischen Mutter und Kind für die Überlebenschancen des Kindes erhört zu werden. Heute gilt der Zusammenhang zwischen verminderter Berührung des Säuglings und daraus entstehender Depression und Lebensunlust bis hin zum Marasmus und Tod in der wissenschaftlichen Welt als gesichert.

Ein in diesem Sinn eindrückliches angewandtes Versorgungsbeispiel findet sich, was Frühgeburten betrifft, im Mautner-Markhof '-

schen Kinderspital bei Wien. Unter der Leitung von Oberärztin Dr. Marina Marcovich (1992) erhalten diese Frühgeborenen, die in der Couveuse (Brutkasten) liegen, dennoch intensiven Eltern-Kind-Kontakt. Ihre Entwicklung wird durch so häufig wie möglich stattfindenden Hautkontakt mit den Eltern – aber auch mit den Krankenschwestern, die die Kleinen immer wieder streicheln und massieren – stimuliert, selbstverständlich bereits während die zu früh Geborenen noch im Brutkasten liegen. Dieser ist übrigens mit einem weissen Fell ausgelegt und enthält eine Stereo-Kleinlautsprecheranlage, die die Lieblingsmusik der Mutter während der Schwangerschaft und die Stimmen der Eltern vorspielen kann. Es hat sich gezeigt, dass die Frühgeborenen auf genau diese Musikreize am besten antworten, und nach Angaben von Frau Marcovich kann am Gesichtsausdruck und den entspannten Bewegungen des Kindes beobachtet werden, bei welcher Musik das Kind sich wohlfühlt. Im Sinne der sanften Neonatologie tragen noch andere, vor allem natürlichere Ernährungs- und Untersuchungskonzepte dazu bei, dass Frühgeborene bis zu 1500 Gramm in diesem Kinderspital zu 91% ohne Behinderungen überleben. Die Mortalitätsrate liegt dabei deutlich niedriger als in vergleichbaren Spitälern und Ländern. Weitere Hinweise zur Wesentlichkeit der Hautstimulierung finden sich bei Maurer (1975c). Zu erwähnen ist auch eine wichtige Studie von Mason & Berkson (1975), die Untersuchungen bei Affenkindern mit künstlichen Drahtmüttern durchgeführt hatten. Es hat sich gezeigt, dass sogenannte „Mütter", die nicht nur aus Drahtgestellen, sondern aus mit **weichen Fellen** umwickelten Drahtgestellen bestanden, bei den Affenkindern weniger Störungen hinterliessen.

Wir dürfen hier aber nicht übertreiben: nicht nur die mangelhafte, sondern gelegentlich auch die übermässige taktile Stimulierung der Säuglinge, kann eine krankmachende Rolle spielen (Shevrin & Toussieng, 1962 und 1965). Die beiden Autoren fanden Berührungskonflikte bei Kindern, die als Säuglinge zu wenig oder zu viele taktile Reize erhielten, was bei diesen Kindern zu einer vermehrten Abwehr der Berührungsbedürfnisse führte. Sie beschrieben, dass diese Kinder ihre Stimulationsschwelle gegenüber internen und externen Reizen erhöhten. Mit anderen Worten: hinter der zur Schau getragenen Ablehnung körperlicher

Berührung dieser Kinder verbargen sich entweder ein Zuviel an erlebter Berührung oder ungestillte Berührungsbedürfnisse.

b.) Kinästhetische Phase (Bewegungsphase)

Die dermal-taktile und die kinästhetische Phase (Geburt–18 Monate) bilden selbstverständlich eine Einheit. Zur besseren begrifflichen Fassbarkeit werden sie hier jedoch getrennt abgehandelt. Die obgenannten Autoren Mason und Berkson haben 1975 auch Bewegungsuntersuchungen mit Affenkindern unternommen. Dabei haben sie statische, künstliche Affenmütter mit **beweglichen** Surrogaten (Imitationen) verglichen. Es hat sich gezeigt, dass, je weicher und beweglicher die Affenmütter-Surrogate waren, desto weniger Störungen die Affenkinder später im sozialen Kontakt und speziell hinsichtlich pathologisch aggressivem Verhalten aufwiesen. Daraus kann abgeleitet werden, dass sich sanfte, wärmende Hautstimulation neben der Möglichkeit, sich an Weiches und Bewegtes anschmiegen zu können, entwicklungsfördernd bzw. auch protektiv gegen stereotype Verhaltensstörungen auswirkt. In einer prospektiven Längsschnittstudie von Schedle (1994) hat sich gezeigt, dass Kinder von Müttern, die in Belastungssituationen relativ häufig mit Körperkontakt auf die kindlichen Unlust-Signale eingehen, häufiger sichere Bindungen entwickeln als Kinder mit wenig körperorientierten Müttern. Yarrow (1963) hat ebenfalls dargelegt, in welch hohem Masse die kindliche Entwicklung in den ersten sechs Monaten durch die mütterliche Stimulierung beeinflusst wird.

In dieser Phase ist es wichtig, dass den Säuglingen genügend Reize, seien sie nun taktiler, auditiver, kinästhetischer, visueller oder olfaktorischer Art (VAKO), angeboten werden. Das Angebot lässt Kinder reagieren und sie ihre Sinnesorgane übend entfalten. Neben dieser Interaktion mit dem Umfeld, dem sensorischen Austausch mit den ersten Pflege- und anderen Betreuungspersonen, kommt selbstverständlich auch der genetisch gesteuerten Reifung im sensorischen, motorischen und kortikalen Bereich eine wichtige Bedeutung zu. Genetisch bedingte Erbkrankheiten lassen sich leider oftmals nur mässig durch Umwelteinflüsse verbessern. Wir haben auch heute noch wenig Einfluss auf genetisch bedingte Störungen im Sinne des Mongolismus und der autis-

tisch-schizophrenen Entwicklungsstörungen. Ähnliches gilt für
den Grad der Intelligenz, der sich zwar in einer gewissen Spann-
breite beeinflussen, aber doch nicht ganz grundlegend verändern
lässt.
Immerhin ist die ganzheitliche Stimulierung in dieser Kind-
heitsphase wesentlich. **Nicht das „Sich-Schonen" macht gesund,
sondern der physiologische Gebrauch der eigenen körperlichen
und psycho-sozialen Strukturen.** Dies gilt für Erwachsene und
noch viel mehr für Kleinkinder und Kinder. So beobachten wir
bei Säuglingen, dass sie auch eine Art Selbststimulierung vornehmen, indem sie bspw. ihren eigenen Körper mit Mund und Händen
auskundschaften. Das Schreien dürfte nicht immer nur Ausdruck
von Durst oder Hunger sein, sondern zuweilen auch einer Auto-
stimulierung entsprechen, vor allem einer Stimulierung des eigenen Hörvermögens. Wenn ein Säugling schreit, so geschieht dies
gelegentlich auch, weil er gehalten, gestreichelt, angeschaut, ge-
wärmt, sanft bewegt werden will. Wenn auf derartige Signale
nicht die entsprechenden Antworten gegeben werden, sondern
diese vielfältigen Bedürfnissignale immer nur mit Trinken und
Essen, später mit dem Verabreichen von Süssigkeiten beantwortet
werden, müssen die genannten Bedürfnisse im Haut- bzw. Blick-
kontaktbereich verkümmern, wodurch Unlustgefühle entstehen
können. Gerade dann kann die Nahrungsaufnahme als kompen-
satorische Handlung ein übermässiges Mass annehmen, wodurch
späteren Essstörungen im Sinne der übertriebenen Nahrungsaufnahme (Adipositas bzw. Fettsucht), der Bulimie (Essen und Erbre-
chen) oder der Anorexie (Magersucht) ein Weg bereitet werden
kann.
Mehr psychozentrisch orientierte Autorinnen und Autoren beziehen sich mehr auf das Selbstempfinden als auf körperliches
Wahrnehmen.
Die Entwicklung des Selbstempfindens wird von Stern (1985)
in vier Stufen beschrieben:

1. Als auftauchendes Selbstempfinden zwischen 0 und 2 Monaten mit erstem Gefühl von Ordnungssinn und Geordnetheit.
2. Das Kernselbstempfinden zwischen dem 2. bis 3. und 7. bis 9.
   Monat. Damit postuliert Stern im Unterschied zur alten psychoanalytischen Vorstellung eine psychische Trennung von

Selbst und Objekt bereits in den ersten Wochen bzw. Monaten nach der Geburt.
3. Das subjektive Selbstempfinden, das vor allem vom 7. bis 9. und 15. bis 18. Monat in Erscheinung tritt. Das heisst, in dieser Zeit entwickeln Säuglinge die Ahnung, dass ein Austausch zwischen Affekten von ihnen selbst und andern geschehen kann.
4. Das verbale Selbstempfinden, bei 15 bis 18 Monaten beginnend und nie endend, lässt Kinder entdecken, dass sie mit Hilfe von Symbolen kommunizieren können. Eine gewisse Zeit bis zum Alter von 2 ½ oder 3 Jahren braucht es dann, um den komplizierten alphabetischen Code zu produzieren.

Dornes (1994) gibt die Entwicklungsstufen des Selbstempfindens auf den Seiten 80–105 ausführlich wieder und resümiert auf Seite 101:

„Es sollte klar sein, dass die postulierte Unterscheidung von Selbst und Objekt präreflexiv ist. Sie ist eine Empfindung und keine Leistung im Sinne des reflexiven Ich-Bewusstseins."

„In Anlehnung an die Terminologie von Lewis & Brooks-Gunn (1979) würde ich sagen, dass es im ersten halben Jahr ein existentielles Selbst gibt, das sich vom Objekt unterschieden und getrennt fühlen kann, aber kein kategoriales Selbst, das den gefühlten Unterschied zu einem klaren Ich-Bewusstsein bringt. Das Selbst ist von Anfang an ein fühlendes und wahrnehmendes, das sich als solches empfindet, aber erst später wird es auch ein Objekt der (Selbst-)Betrachtung und Selbstreflexion. Im Englischen wird dieser Unterschied als ‚I-Self' versus ‚Me-Self' bezeichnet. ‚I-Self' existiert von Anfang an, das ‚Me-Self' erst ab 18 Monaten."

Dornes schreibt ferner, nachdem er den grossen Stellenwert des Gedächtnisses für ein stabiles, kontinuierliches und in der Zeit kohärentes Kernselbstempfinden dargelegt hat:

„Alle drei Gedächtnisarten [gemeint sind Einteilungen von Stern hinsichtlich Gedächtnis für Handlungen/Bewegungen, Wahrnehmungsgedächtnis, Affektgedächtnis, YM] *sind im ersten halben Jahr gut ausgebildet. Ein Gedächtnis von Wahrnehmungen gibt es von Geburt an (Überblick bei Lamb & Bornstein, 1987, Kap. 7), ein Gedächtnis für eigene Bewegungen spätestens ab drei Monaten (Rovee-Collier et al. 1984; Rovee-Collier & Fagen, 1981 und 1983). Ein Gedächtnis für erlebte*

Affekte ist zwischen drei und sechs Monaten experimentell nachweisbar (Gaensbauer, 1982a; Nachmann & Stern, 1984; Stern, 1985, Seite 93)."

Die Ausführungen von Stern, Dornes und den anderen eben genannten Autorinnen und Autoren über die Gedächtnisfunktionen machen deutlich, weshalb Berührungen ab Geburt sehr wichtig sind. Vor allem die berührende Interaktion kann ab der Geburt und im letzten Schwangerschaftsmonat im Gedächtnis gespeichert und als Reize reproduziert werden. Die Lern- und Identitätsprozesse können erst mit genügender Reifung des Gehirns bzw. der kortikalen Gedächtnisstrukturen verstärkt einsetzen. Dasselbe gilt für den Prozess des Spracherwerbs. Im Grunde ist die Sprache auch ein Abbild der Gedächtnisreifung. Zunächst geben Kinder mit ihren Tönen eine eher atmosphärische Sprache wieder, d. h. dass Atmosphärisches auch bereits gespeichert und geäussert werden kann. Das differenziertere Lernen, das „Im-Gedächtnis-Behalten" und die Aneignung des Wissens darüber, wer die oder der andere ist und wer wir selbst sind, erfolgt später. Wegen der Unreife des Gedächtnisses ist es sehr fraglich, ob genauere Ereignisse des Geburtsvorgangs überhaupt gespeichert werden und später durch besondere Methoden wieder in Erinnerung gebracht werden können. Wissenschaftlich ist diese Annahme nicht haltbar. Hingegen ist es möglich, dass allgemeine, diffuse atmosphärische Gefühle, die irgendwo im Körper gespeichert wurden, als solche, so diffus wie sie aufgenommen worden waren, auch wieder erinnert werden können.

Die Frage, **weshalb** die Berührung der Haut die Reifung des zentralen Nervensystems beschleunigt und verbessert, weist uns möglicherweise erneut auf die Bedeutung von sogenannten Head'-schen Zonen oder energetischen Prozessen auf den sogenannten Meridianen der Haut hin. Eine andere oder weitere Erklärung wäre, dass über das Streicheln ein Wohlbefinden ausgelöst wird, das über das limbische System hormonelle oder andere Faktoren aktiviert, die mit zur Stimulierung der kortikalen Reifung beitragen.

5.2.3 Kleinkindalter (2. bis Ende 6. Lebensjahr)

In dieser Zeit setzt ein typisches, starkes **Grössenwachstum** ein. Die Kleinkinder geben in dieser Zeit interessanterweise oft vor, bereits sehr gross zu sein und machen dies mit Gesten deutlich. Auch das Ausprobieren und Messen der eigenen **Stärke** wird aktuell. Erste **Geschicklichkeit** wird eingeübt und zwar in möglichst vielen Bereichen: im visuellen (Zeichnungen), im akustischen (Sprache, Singen), im taktilen (anfassen und angefasst werden, Baukasten-Spiele) und im bewegungsmässigen Bereich (Steine werfen, Zirkusimitationen, Schwimmen lernen etc.). In dieser Verselbständigungsphase lernt das Kleinkind auch den **Umgang mit sich selbst.** Hier werden die allfälligen autodestruktiven (selbstzerstörerischen, masochistischen) Tendenzen zugrunde gelegt bzw. verstärkt, respektive durch protektive Faktoren abgeschwächt. Je autonomer dann das Kleinkind wird, je mehr es also für sich selbst sorgen muss, desto mehr wird der Selbstbezug wichtig und nötig. Die Beziehung zu sich selbst wird um so wichtiger, je mehr die Bedürfnisse des Kindes über die grundlegenden physiologischen hinausgehen und in den sozialen, geistigen und spirituellen Bereich hineinragen.

Wie wird nun der Säugling und später das Kind befähigt, diesen Selbstbezug immer mehr aufzunehmen und auszubauen? In der Zuwendung von seiten der ersten Pflegepersonen findet es ein Vorbild, wie mit ihm umgegangen werden kann. Wie mit Tätigkeiten der Eltern kann sich das Kind auch mit der Art der Zuwendung identifizieren und diese verinnerlichen (introjizieren). Nicht alle Pflegepersonen gehen gleich liebevoll und einfühlend mit ihrem Säugling um. Die einen Menschen werden daher einen liebevolleren Selbstbezug verinnerlichen als die anderen.

Für die einen ist es dann selbstverständlich, dass dieser Selbstbezug wohlwollend liebevoll ist, d. h. den eigenen Bedürfnissen entsprechend, für die anderen ist es genauso selbstverständlich, dass der Selbstbezug eher streng, mehr nach Prinzipien und Ordnungsstrukturen als ihren Bedürfnissen gemäss, gelebt wird. Für diejenigen nun, die liebevoll-fürsorgliche Eltern hatten, scheint es zunächst leichter, einen guten Selbstbezug zu sich aufzubauen. Eine Ausnahme bilden Pflegepersonen, die wenig Wert auf die zunehmende Verselbständigung (Autonomie) des kleinen Kindes legten. Dann wird dieses Kind wenig Übung haben, sich selbst zu befragen, mit sich selbst Überlegungen und Experimente anzustellen, eigenständig zu sein. Ein Kind, dessen Eltern bzw. Pflegepersonen wenig auf seine, sich auch in Gestik und Mimik ausdrückenden Bedürfnisse, geachtet und reagiert hatten oder sogar hart mit ihm umgegangen waren, hat gelernt, auch einen eher harten Umgang mit sich zu pflegen: Wenn es also seinen Selbstbezug lebt, dann weniger, um sich aufzubauen, sich zu entfalten, sondern mehr, um sich anzutreiben, sich innerlich zu korrigieren, eher gegen sich als für sich vorzugehen. Es wird daher diesem Kind als erwachsene Person nicht sehr viel Lust bereiten, sich mit sich selbst zu beschäftigen, da dies heissen würde, zunächst mit der eigenen, fordernden oder gar zerstörenden, destruktiven Seite Kontakt aufzunehmen. Gerade diese Einsicht aber des Destruktiven bzw. Autodestruktiven, d. h. des selbstzerstörerischen Bezugs zu sich selbst, wäre der erste Schritt zur inneren Heilung. Weil dieser Selbstbezug beim Erwachsenen so wichtig ist, finden wir in der amerikanischen Literatur heute häufig als Symbol dafür das „innere Kind". Es wird in diesen Schriften angeregt, mit dem eigenen inneren Kind in sich in Beziehung zu treten. Diese Verbildlichung und Versinnbildlichung der Beziehung zu sich selbst hilft vielen Menschen, erstmals vermehrt Kontakt mit sich selber aufzunehmen. Der Einsicht muss dann die gefühlsmässige Erfahrung des Wann und Wie im Alltag folgen, um Veränderungen möglich zu machen.

Dieses Alter ist auch sehr wichtig für das Erlernen von Nähe und Distanz bzw. für den Aufbau psychischer Gemeinschafts-, Abgrenzungsstrukturen und -fähigkeiten.

In dieser Zeit wird auch das Gefühl für den Raum weiter aufgebaut: „*Das ist mein Raum, das ist dein Raum, das ist unser Raum*" (Maurer, 1993c).

5.2.4 Schulalter (7.–12. Lebensjahr)

Dem vorangegangenen Längenwachstum folgt in dieser Zeit das etwas ruhigere **Breitenwachstum.** Dadurch nimmt der physiologische Stress etwas ab. Die Reifung des Gehirns ist inzwischen so weit fortgeschritten, dass rasches Lernen und Erinnern möglich geworden ist. Die Intelligenz und das Interesse für verschiedene Dinge und Tätigkeitsbereiche dieser Welt können gefördert werden. Währenddem in der vorangehenden Phase eher blindes Aufnehmen des Verhaltens und Belehrens seitens der Eltern erfolgten, setzt jetzt auch langsam eigenständigeres und kritischeres Denken ein, das in der nächsten Phase, der Teenagerphase, so richtig zum Blühen kommt. Unter den Geschwistern kommt es zu typischen Rollenverteilungen hinsichtlich **Fähigkeiten** (musische, handwerkliche, technische, sportliche etc. Begabungen) und Charaktereigenarten wie mutiges, extravertiertes, ängstliches, introvertiertes Verhalten etc. Das **Zeitgefühl** wird gefördert; grundgelegt wird auch die Art und Weise des Verbringens der Freizeit. Die Bedeutung der Identifikation Sieben- bis Zwölfjähriger mit der Art und Weise, wie die Eltern ihre Freizeit verbringen, ist längerfristig grösser, als oftmals angenommen wird. Bei extremen Verhaltensweisen hinsichtlich Freizeitbeschäftigung kann es auch hier zu Gegenidentifikationen kommen. Dabei können auch die Gewohnheiten nur eines Elternteils angenommen werden.

5.2.5 Teenagerzeit (13.–19. Lebensjahr)

Die Teenagerzeit zeichnet sich durch eine sich weiter abgrenzende Eigenständigkeit aus, die zuweilen als Gegenreaktion überstark sein kann. Diese Phase ist auch durch das Wiedereinsetzen des gesteigerten Längenwachstums im Sinne eines physiologischen Stresses geprägt. Dazu kommt die Entwicklung der sekundären Geschlechtsmerkmale, die die Auseinandersetzung mit der eigenen **Identität** nicht nur als Mensch, sondern auch als Frau bzw. Mann fördert. Die extrafamiliären Einflüsse nehmen deutlich zu und die jungen Menschen erhalten erste gesellschaftliche Feedbacks für ihre Verhaltensweisen, Leistungen und erworbenen Kompetenzen. Dabei kann auch ihr Äusseres oder die äussere Aufmachung (Outfit) wichtig werden und entweder entwicklungsfördernde oder -hemmende Faktoren darstellen. Mit der Möglichkeit, sich vom Elternhaus zu entfernen, etwa während Ferienaufenthalten oder durch das Verbringen von Schulzeit im Ausland, wachsen auch die Möglichkeiten, sich eine eigene Identität und eigene Wertvorstellungen zu suchen, was durch die Konfrontation mit der vom Elternhaus differierenden Welt wie von selbst geschieht. Ohne diese Konfrontation bleiben die Kinder in der Welt der Eltern verhaftet und erlangen nicht die Flexibilität, sich neuen Perspektiven, Ansichten, Denkweisen zu öffnen. In dieser Zeit wird die Weichenstellung für eine eigene kreative Lebensgestaltung oder die Wiederholung des Althergebrachten grundgelegt.

5.2.6 Frühes Erwachsenenalter (ca. 20.–40. Lebensjahr)

In dieser Phase geht es um vermehrte Freiheit und Wahlmöglichkeit einerseits, andererseits auch um ein erneutes „Sich-wieder-langsam-Festlegen" und um zunehmende Verantwortungsübernahme für sich und den engeren Umkreis. Einher mit der wachsenden Eigenständigkeit gehen die ersten Erfahrungen mit den Idealen, wodurch dieselben im allgemeinen realistischer werden (Weiterentwicklung der eigenen politischen Sichtweise und der eigenen Spiritualität). In dieser Phase des frühen Erwachsenenalters geht es vor allem noch um die Erweiterung der psychisch-geistigen Lebensdimension durch Weiterbildung und Anhäufung von vermehrtem Fachwissen. Bekanntlich nimmt gegen 30 die Gedächtnisfähigkeit langsam wieder ab, weshalb die Zeit des frühen Erwachsenenalters mit Vorteil zum Anhäufen von Wissen und Können benutzt wird.

5.2.7 Mittleres Erwachsenenalter (40.–60. Lebensjahr)

Das mittlere Erwachsenenalter zeichnet sich durch vermehrte Übernahme von Verantwortung, nicht nur für den engsten Familienkreis, sondern auch für den weiteren Umkreis und für die kommende Generation der Gesellschaft, aus.

Das berufliche Sachwissen tritt etwas mehr zugunsten des sozialen Wissens, der sozialen Kompetenz und des noch verbesserten Realitätsbezugs in den Hintergrund. Berufliche Karrieren können in dieser Zeit an der fehlenden sozialen Kompetenz, d. h. am fehlenden Vermögen, mit Menschen umzugehen, oder an zu geringem Realitätsbezug, scheitern, obschon das Fachwissen exzellent vorhanden wäre. Zum Realitätsbezug gehört auch die Berücksichtigung der zunehmenden Macht der Medien und das Erkennen der Globalisierung der Wirtschaftsräume.

Der Lebensabschnitt des mittleren Erwachsenenalters bietet auch Gelegenheit, einiges bei sich zu verbessern, bspw. Defizite in der Entwicklung oder der Selbstorganisation und Selbstliebe aufzufüllen, um nicht zuletzt mit der für dieses Lebensalter häufigen und typischen Stressymptomatik besser fertig zu werden. Gelegentlich wird in diesem Lebensabschnitt auch noch einmal ein Berufswechsel vollzogen, eine neue berufliche Perspektive gesucht und realisiert. Der sanften Abnahme der Erinnerungsfähigkeit steht eine Stabilisierung der Persönlichkeit in ihrer Wert- und Lebensausrichtung gegenüber.

5.2.8 Spätes Erwachsenenalter
(60.–90. Lebensjahr und mehr)

Diese Lebensphase wird von vielen Personen recht unterschiedlich gelebt. Dies hängt damit zusammen, wie sich die Betreffenden in früheren Jahren in körperlicher, psychisch-geistiger, sozialer, spiritueller und räumlicher Hinsicht darauf vorbereitet haben. Währenddem die geistige Funktion des Gedächtnisses zunehmend nachlässt, um nach dem 80. Lebensjahr aber oft gleich zu bleiben, ist wie im mittleren Erwachsenenalter die Möglichkeit zu erstaunlicher Kombinatorik des angesammelten Wissensinhalts mit der Lebenserfahrung gegeben bzw. vordergründig entwickelt oder noch erhalten, weshalb z. B. viele Schriftstellerinnen und Schriftsteller auch in diesem Lebensabschnitt noch sehr kreativ sein können. Die Fähigkeit zum Überblick verschafft auch vielen älteren Menschen besondere Achtung, besonders dann, wenn sie denselben mit Sinnbezügen zu versehen verstehen. Dadurch werden sie auch für jüngere Generationen zu Identifikationspersonen hinsichtlich Sinnfindung. Das Herstellen von Sinnbezügen fällt im späten Erwachsenenalter deshalb leichter, weil existentielle Themen wie Erkrankung und Tod dringlicher anstehen als in jüngeren Jahren. Selbstverständlich können diese Themen auch abgewehrt und ein Leben geführt werden, als ob man immer jung bliebe, was dann meist auf jüngere Personen gekünstelt und unnatürlich wirkt. Damit sind keineswegs Personen gemeint, die sich pflegen und vorteilhaft, d. h. möglichst hübsch, erhalten und kleiden. Gemeint sind vielmehr Personen, die ihr Alter nicht nennen mögen und es nicht verstehen, ihren reiferen Jahren neuen Sinn und Vorteile abzugewinnen, kurz: Personen, die sich gegen das Älterwerden wehren, statt etwas Sinnvolles daraus zu machen.

In diesem Lebensabschnitt wird auch Verantwortung sukzessive wieder abgegeben, um andere Menschen darin zu unterstützen, dieselbe zu übernehmen. Handelnde Verantwortung geht mehr in Kontroll-, Beratungs- und Supervisionsfunktionen über. Einen immer beträchtlicher werdenden Zeitaufwand erfordert die Erhaltung der körperlichen und geistigen Erlebnis- und Leistungsfähigkeit. Länger dauernde Erholungsphasen werden wichtig. Handeln kann vermehrt zugunsten des Erlebens und schliesslich des Ausstrahlens und Kundtuns innerer Haltungen zurücktreten.

Auch in dieser Lebensphase, die sich in unseren Gegenden künftig bei zunehmend mehr Menschen über das 90. Lebensjahr hinaus ausdehnen wird, gibt es den perfekten, abgerundeten, in sich ruhenden, mit sich selbst und der Welt in Einklang stehenden Menschen nur als Idealbild. Indessen ist eine blosse Annäherung an dieses Bild ein grosser Erfolg menschlichen Wachstums.

5.3 Zusammenfassende Tabelle der menschlichen Entwicklung: Entwicklungsstufen bzw. -phasen

---

1. Pränatale Phase
vorgeburtlich, intra-uterin

Postnatale Phasen

2. Säuglingsalter (1. Lebensjahr)
Dermal-taktile Hautstimulation resp. Hautphase mit
Bewegungsphase (Weich-Anschmiegsames und Bewegliches
wichtig)

3. Kleinkindalter (2.–6. Lebensjahr)
Erste Verselbständigungsphase, Grössenwachstum, erstes
eigenes Krafterleben, Geschicklichkeit, Umgang mit sich selbst

4. Schulalter (7.–12. Lebensjahr)
Erste externe Sozialisationsphase, Breitenwachstum,
Fähigkeiten, Begabungen, Zeitgefühl

5. Teenagerzeit (13.–19. Lebensjahr)
Sich abgrenzendes Eigenständigerwerden, Längenwachstum,
eigene Ideale, körperliches Ausdauer- und Krafterleben,
Vergleich mit anderen

6. Frühes Erwachsenenalter (ca. 20.–40. Lebensjahr)   Wach-
sende Freiheit und Verantwortungsübernahme,
Bewusstwerdung eigener Multidimensionalität

7. Mittleres Erwachsenenalter (ca. 40.–60. Lebensjahr)
Zunehmende soziale Kompetenz und gesellschaftliche
Verantwortungs-übernahme, Selbstorganisation mittels
multidimensionaler Ressourcen

8. Spätes Erwachsenenalter (ca. 60.–90.Lebensjahr und mehr)
Schrittweise Abgabe handelnder Verantwortung zugunsten
neuer Beratungs-, Supervisions- und Kontrollfunktionen,
kreative Tätigkeit und Hobbys, Weiterentfaltung
der spirituellen Lebensdimension

Abb. 3. Eine Übersicht über den Entwicklungsprozess des Menschen,
als 8 Entwicklungsphasen (Kap. 5.2.1 bis 5.2.8).

5.4 Bedeutung und Relevanz der Entwicklung des Menschen für den psychotherapeutischen Prozess

Die Entwicklung des Menschen hat am meisten psychotherapeutische Bedeutung für die **Kinderpsychotherapie,** um phasengerecht korrigierend oder schützend einzugreifen, wenn sich eine Fehlentwicklung anzukündigen beginnt.

Wenn ich ihr hier recht viel Platz eingeräumt habe, so auch deswegen, weil wir in der Körperzentrierten Psychotherapie IKP durch punktuell regressives Arbeiten mit dem Körpergedächtnis in all diese Prozessstufen gelangen können. Das Verständnis der Entwicklungsphasen hilft uns, die Patientin oder den Patienten in ihrem oder seinem bedürfniszentrierten Restrukturierungsprozess der Gedächtnisinhalte zu unterstützen.

Der Rückblick Erwachsener in die eigene Entwicklungsgeschichte, die eigene Kindheit, hat in modernen Psychotherapieverfahren eine weniger zentrale Bedeutung als in der Psychoanalyse.

Wir treffen aber das Bedürfnis nach Rückblick bei manchen Menschen an, die als Erwachsene das Gefühl haben, bei mir stimmt etwas in der Erziehung nicht, oder nur schon, bei mir stimmt etwas nicht ganz, und ich möchte wissen, was das ist, um glücklicher zu leben, weniger weinen zu müssen, bessere Partnerschaften führen zu können. Menschen, die um mehr Bewusstheit über sich selbst und ihre Vergangenheit bemüht sind, die sich also besser erkennen und verstehen wollen, nicht zuletzt um sich und ihre Situation besser unter Kontrolle zu haben, diese Menschen werden auch heute noch vom „Image" der Psychoanalyse angesprochen. Sie glauben, dass die Psychoanalyse ihrem Wunsch entspricht, „in die eigene Tiefe zu gehen und die Kindheit zu analysieren", wobei dieser Wunsch auch durch die psychoanalytische Literatur erst geweckt werden kann und gelegentlich auch einer Flucht vor der aktuellen Verantwortung und der Konfrontation mit dem Hier und Jetzt entsprechen kann. Das zeigt sich vor allem dann, wenn die Vergangenheitsanalyse in die Länge gezogen wird und die sogenannte Vergangenheitsbewältigung nicht einer besseren Zukunftsbewältigung dient. **Die Bewältigung der eigenen Vergangenheit** ist zudem ein häufiges Anliegen – nicht der schwer psychisch erkrankten Menschen, da diese zu stark mit ihrer aktuellen Symptomatik zu kämpfen haben – sondern der „Wohlstandsneurotikerin" oder

des „Wohlstandsneurotikers" mit eher leichten Verstimmungen.
Einzelne Fachgesellschaften der klassischen Psychoanalyse (auf
der Couch) charakterisieren sich übrigens nicht als Psychotherapeuten, sondern als Psychoanalytiker mit der Funktion der – psy-
chozentrischen – Bewusstseinserweiterungshilfe für jeden Menschen. Wenn die klassische Psychoanalyse – trotz mangelnder
empirisch-wissenschaftlicher Therapiestudien – noch immer einen grossen Zustrom von Menschen hat, so deswegen, weil die
genannten Zivilisationsneurotiker öfter auch die geheime Hoffnung hegen, nach der „Analyse" ihrer Vergangenheit und ihres
Unbewussten energievoller, leistungsfähiger, bewusstseinsstärker,
intelligenter, gesünder zu sein. Derartige Hoffnungen haben die
Menschen schon immer, wie damals auch Eva im Paradies, zu
Handlungen und Behandlungen motiviert.

Die Bewältigung der eigenen Vergangenheit, das Bewusstsein
der **eigenen Geschichtlichkeit** und darüber hinaus das Bewusstsein, in eine Geschichte eingebettet zu sein, gehört selbstverständlich mit zu jedem Entwicklungsprozess eines Menschen und ist
daher auch Thema jeder ganzheitlichen, auch die Dimension der
Zeit einbeziehenden Psychotherapieform. Das Verständnis der eigenen Geschichte, der eigenen Entwicklung, deren hemmender
und fördernder Faktoren stärkt die eigene Identitätsbildung und
fördert das Selbstbewusstsein: „Ich bin die, die ich bin". Die Frage
ist nicht, **ob** die Geschichte eines Menschen für ihre oder seine
Psychotherapie eine Bedeutung hat, sondern **wie** die Aufarbeitung
dieser Geschichte zu erfolgen hat und mittels welchem Psycho-
therapie- oder Verfahrensansatz. Selbst in der Verhaltenstherapie
wird „Geschichte" erhoben. Entscheidend ist das Wie, d. h. mit
welchem zeitlichen, finanziellen, psychischen und sozialen Aufwand dies geschieht und vor allem auch auf Kosten welcher erneuter Abhängigkeit(en) und mit welchem Effizienznachweis.

Es ist übrigens eine falsche, auf ein mechanistisches Menschenbild zurückgehende Vorstellung, zu glauben, durch tiefes Eindringen in sich selbst, durch das Bewusstmachen von allen möglichen
vorbewussten und unbewussten Mechanismen werde der Mensch
gesünder. Das Gegenteil kann der Fall sein, da der Mensch und
seine Gesundheit ein extrem komplexes, fein eingestimmtes Ge-
füge mit vielen sich selbst regulierenden Feedback-Schlaufen dar-

stellt. So kann das Eindringen in die Seele, in diese zum Teil unbewussten oder vorbewussten oder autonomen Prozesse auch Störungen hervorbringen. Davon kann sich jeder selbst überzeugen, wenn sie oder er sich während einiger Stunden mit einer anderen Person oder auch alleine darüber klar zu werden versucht, wie sie bzw. er einschläft. Wenn sie oder er diesen Prozess zu analysieren und „in die Tiefe" zu durchschauen versucht, wird sie bzw. er über kurz oder lang mit Einschlafstörungen reagieren. „In die Tiefe" gehen kann auch ein Durcheinander bringen. In der Ausbildung zum Körperzentrierten Psychotherapeuten IKP wird daher immer wieder betont, dass gut funktionierende Erlebens- und Verhaltensweisen nicht systematisch analysiert werden sollen.

5.5 Zum „Wie" der Vergangenheitsbewältigung in der Psychoanalyse

Die Vergangenheitsbezogenheit der Psychoanalyse richtet sich vor allem auf die Beziehungen zu den ersten Pflegepersonen. Was also die Beziehungen zu den Eltern und zu den Geschwistern betrifft, glaubt die Psychoanalyse, dieselben auch im Erwachsenenalter wiederbeleben zu können, dies durch die sogenannte Übertragungsneurose. Die Wiederbelebung dieser alten Beziehungen ist der Psychoanalyse wichtig, weil sie glaubt, psychische Störungen hätten ihre Ursachen vor allem in zwischenmenschlichen Übertragungsproblemen und in früher Erlebtem, das aus dem Unbewussten störend auf das aktuelle Wahrnehmen, Erleben und Verhalten einwirkt. Eine Bildung von (therapeutischen) Übertragungsneurosen kann allerdings Jahre beanspruchen, wodurch die Vergangenheitsbezogenheit in einer Psychoanalyse enorm viel Platz, Zeit und Geld einnehmen kann. Durch die Technik der Übertragungsneurose zwischen Therapeut und Patient kann es auch zu erneuter intensiver Abhängigkeit kommen, die den natürlichen Entwicklungs- und Verselbständigungsprozess eines Menschen stören kann, statt diesen zu fördern. Wenn gesagt wird, diese Abhängigkeiten könnten wieder aufgelöst werden, so ist dazu zu sagen, dass dies wiederum viel Zeit und Kraft beansprucht und oft mit Leiden, sogar mit gelegentlicher Suizidalität verbunden ist, alles Nebenwirkungen, die ursprünglich vom Hilfesuchenden nicht beabsichtigt worden waren. Speziell auch bei frühkindlichen Traumatisierungen kann der Aufbau einer Übertragungsneurose kontra-produktiv und daher kontra-indiziert sein.

5.6 Zum „Wie" der Vergangenheitsbewältigung in der Körperzentrierten Psychotherapie IKP

Als humanistischer Psychotherapieansatz beachtet die Körperzentrierte Psychotherapie IKP hinsichtlich der Vergangenheit als erstes die **Geschichte der Bedürfnisbefriedigung** während des Entwicklungsprozesses. Die Lebensgeschichte des Menschen wird häufig mittels **Lebenspanorama**-Technik in einigen Stunden erarbeitet und unter dem Aspekt besprochen, ob körperliche, psychisch-geistige, soziale, räumlich-zeitliche und spirituelle Bedürfnisse nachzuholen seien. Es ist uns **nicht** wichtig, die gesamte frühere Geschichte aufzurollen; ein Prozess übrigens, der viel zu viel Zeit des noch verbleibenden Lebens in Anspruch nehmen könnte. Wichtig ist für uns, **Zusammenhänge** deutlich zu machen, zwischen **aktuell** störendem Verhalten und Erleben und dazugehörigem früheren Erleben und Lernen.

Neben dem einfühlenden Gespräch, das auch die Besprechung des bildlich dargestellten Lebenspanoramas begleitet, wenden wir Regressionstechniken an, die zu den früheren Wurzeln aktuell störenden Verhaltens führen (Maurer, 1992).

Die Technik des Lebenspanoramas ist eine gute Möglichkeit, die Vergangenheit besser zu bewältigen und die Therapie zeitlich im Rahmen zu halten. Durch Entspannungs- und Regressionstechniken, sowie durch Stichworte der Therapeutin oder des Therapeuten unterstützt, die dazu beitragen, die bisherigen Stationen des Lebens besser erinnern zu können, wird in wenigen Stunden die Lebensgeschichte wiedererinnert, nacherlebt und zunächst zeichnerisch, das heisst projektiv, auf eine längere Papierrolle (Panorama) wiedergegeben. Anschliessend wird diese vom Patienten hergestellte Lebensgeschichte bzw. dieses Lebenspanorama in der Therapie erneut durchgelebt und durchgearbeitet. Das allgemeine Lebenspanorama wird, wenn dies wichtig erscheint, durch verschiedene Detailpanoramen ersetzt, z. B. das Beziehungspanorama, je zum Vater und zur Mutter, zu den Geschwistern, zum Zeitgefühl, zur Idealentwicklung, oder es wird ein Panorama zur

Geschichte der Konfliktlösungsarten aufgestellt, der Lebensziel-
orientierungen etc.

Mit der Technik der Lebenspanoramen, die ich in ihrer Varian-
te des Krankheitspanoramas bei Frau Dr. med. **Hildegund Heinl**
am Fritz-Perls-Institut (FPI) kennengelernt hatte, und in vielfältiger Form dann selbst einzusetzen und zu verwenden begann, haben wir in der Körperzentrierten Psychotherapie IKP eine Art und
Weise der Aufarbeitung und Vergangenheitsbewältigung der Lebensgeschichte, die viel weniger Abhängigkeiten schafft, als wenn
der Weg über eine sogenannte Übertragungsneurose gehen muss.
Das Lebenspanorama ist auch viel breiter angelegt als nur auf die
elterlichen Beziehungen und entspricht daher mehr unserem
ganzheitlichen Ansatz, der ja auch davon ausgeht, dass Krankhei-
ten aus allen sechs Lebensdimensionen (vgl. Anthropologisches
Würfelmodell IKP Kap. 6.1) entstehen können.

Ein weiterer Vorteil dieses Vorgehens, verglichen mit der klassischen Übertragungsneurose, ist die **bessere Transparenz** der
Therapie hinsichtlich des therapeutischen Beziehungsgeschehens.
Das, wie ein Psychoanalytiker sich ausdrückte, „empfindliche, hoch-
sensible Zweiersystem Patient und Therapeut" (Fäh, 1994) ent-
zieht sich gerade wegen dieser intensiven Abhängigkeit jeglicher
Transparenz. Auch die auf Treu und Glaube beruhende Supervi-
sion einer Therapeutin oder eines Therapeuten durch eine unab-
hängige Drittperson kann daran nicht viel ändern.

Die **Einsicht** in die Lebensgeschichte allein reicht aber nach
unserer Meinung nur selten aus, um eine Veränderung zu erzielen,
weshalb wir, wie andere humanistische Psychotherapieansätze,
neue Reaktions-, Erlebens- und Verhaltensweisen mittels Settings
(Übungsrahmen) einüben lassen, die möglichst nahe an die entsprechenden Situationen im Alltag herankommen. Dazu wird auch
die Imagination bzw. die Phantasie miteinbezogen.

Psychische Störungen gehen aber nach Meinung der Körperzentrierten Psychotherapie IKP längst nicht nur immer auf in der
Vergangenheit Erlebtes zurück, sondern auch auf mangelnde
Anpassungs- und Integrationsfähigkeit in unserem Zeitalter der
multimedialen Kommunikation, der Organisationskomplexität
und der tausend Möglichkeiten. Viele Menschen können mit den
kurzlebigen und beschleunigten sozialen, also arbeits- und be-

ziehungsmässigen, kulturellen, wirtschaftlichen und politischen
Prozessen nicht mehr mithalten oder werden in einem Bereich,
gerade um dort mithalten zu können, zu einseitig und dadurch in
die passive „Gelebtwerden"-Rolle gedrängt, was entmutigt und
psycho-soziale und psychosomatische Störungen begünstigt oder
entstehen lässt. Viele psychisch kranke Menschen brauchen heute
daher Überlebensintegrationsunterstützung im Sinne von Kompetenzerweiterung, vor allem im sozialen, sowie psychisch-geistigen und körperlichen Bereich, um wieder gesund zu werden.
Unter diesem Aspekt legt die Körperzentrierte Psychotherapie
IKP neben der Entwicklungs- und Lebensgeschichte auch viel
Wert auf das Verständnis der aktuellen Lebens- und Umgebungs-
geschichte. Dabei geht sie aber über den Ansatz einzelner System-
therapien (Familientherapien) hinaus, indem sie nicht nur Partner,
Familien und Mitarbeiter miteinbezieht, sondern auch den Zeit-
geist, die Themen der Zeit, die Trends, den Einfluss der Medien,
der Wirtschaftssituation und die Selbstorganisation des Einzelnen
in all dem.

6 Persönlichkeitstheorie II – Gesundheits- und Krankheitstheorie

6.1 Symbolisierung des „Menschseins" in einem ganzheitlichen mentalen Modell

Da ich den Begriff „Menschenbild" seit einiger Zeit durch die präziseren und respektvolleren Begriffe „Menschsein" und „Menschenmodell" in meinem Repertoire ersetzt habe, werde ich dies auch im Folgenden tun. Wenn ich aus früheren Texten von mir zitiere, wird gelegentlich das Wort „Menschenbild" noch auftauchen.

Bei der Diskussion um das Menschenmodell, das wir in der Körperzentrierten Psychotherapie IKP verwenden, ist es mir von Anfang an um eine möglichst umfassende, dem Menschen phänomenologisch-wissenschaftlich gerecht werdende Definition gegangen. Der Mensch ist ein System aus ständiger dynamischer Interaktion mit sich selbst und seiner Umgebung. Es war mir stets ein Anliegen, den Menschen in seiner **Ganzheit** zu erfassen, um besser zu verstehen, was ihn gesund erhält, was ihn krank und wieder gesund macht.

Um Stellung zu nehmen zum Menschsein ist ein **exzentrischer Standpunkt**, wie ihn die Philosophen einnehmen, notwendig. Wenn wir uns also von aussen betrachten, beweisen wir bereits unsere Fähigkeit, Bewusstsein über uns selbst zu entwickeln. Diese Fähigkeit wurde vor allem von der Tiefenpsychologie als „Introspektionsfähigkeit" bezeichnet. Der genannte exzentrische Standpunkt gibt aber nicht nur Verhalten nach **innen** (intro), sondern genau so Verhalten in Bezug auf das **Aussen** im Sinne einer **Extraspektion** frei.

Mit dem exzentrischen Standpunkt können wir unsere inneren und unsere äusserlich erscheinenden Qualitäten wahrnehmen, ferner hinsichtlich innerer Realität sogar Bewusstsein über unser Bewusstsein erlangen, was ich früher mit dem Begriff „sekundäre Bewusstseinspotenz" umschrieben habe (Maurer, 1994a, S. 4 (1. Fassung 1992)). Diese erachte ich für die Psychotherapie als sehr wesentlich. Bereits 1986 habe ich dies so formuliert:

„Somit kann eigentlich gar nicht von einem ‚Menschenbild' gesprochen werden: Der Ausdruck ‚Menschenbild' gibt etwas Statisches wieder, das dem hier beschriebenen Phänomen überhaupt nicht gerecht wird. Im Grunde genommen gibt es nur einen ‚Menschenprozess'. Für die Psychotherapie ist dabei relevant, dass dieser schon genetisch bedingte Menschenprozess, der eine zeitliche Dimension mit sich bringt, eingespannt ist in äussere (soziale Dimension und Umweltdimension mit Raum) und innere Prozesshaftigkeit. Die innere Prozesshaftigkeit lässt den Menschen die Aussenwelt und sich selbst immer bewusster erkennen und erleben und baut das Selbst-Bewusstsein auf, das sich auf die verschiedenen Seinsdimensionen bezieht. Diese Bewusstwerdung seiner selbst entsteht und verstärkt sich im inneren Dialog des Menschen mit sich selbst. Wenn die Lebensdramatik zu intensiv wird – denken wir an die Hektik unserer Zeit und die Überfülle des Kommunikationsangebots oder an Enttäuschungen mit Gedankenkreisen um das negativ Erlebte – kann dieser innere Dialog leicht zu kurz kommen und ein innerer Strukturmangel entstehen. Anders ausgedrückt: Die disharmonische Entfaltung der verschiedenen menschlichen Seinsdimensionen und deren Verbindung untereinander sowie die Entfaltungsbeeinträchtigungen dieser Dimensionen durch äussere, soziale, körperliche und psychische Einflüsse, schliesslich auch die Unfähigkeit des Menschen, selbst mit dem Wachstums- und Veränderungsprozess dieser Dimensionen gestaltend umzugehen, führen zu psychischen und psychosomatischen Erkrankungen" (Kapitel 2.1).

Im 1993 herausgegebenen Buch „*Zu innerer Kraft und Energie durch Körperzentrierte Psychotherapie*" habe ich in Kapitel 3 darauf hingewiesen, dass der Menschenprozess und unser Menschsein auf Wachstum, Entfaltung, Differenzierung zielt, und habe unterschieden zwischen organischem und exponentiellem Wachstumsprozess mit entsprechender optimaler Stimulierung, beziehungsweise Überstimulierung. Unsere grundlegende Theorie ist, dass alles, was den obgenannten Prozess nicht in Gang hält oder ihn sogar blockiert, pathogen sein bzw. zu Störungen führen kann. Da jeder Mensch die Fähigkeit hat, sich über sich selbst bewusst zu werden, ist es auch möglich, systematisch durchzugehen, welchen Lebensbereich, d. h. welche Lebensdimension sie oder er möglicherweise zu wenig bewusst in ihre oder seine Selbstorganisation miteinbezieht. Und so wie Rapaport (1973) in den 70er Jahren die Aufmerksamkeit bzw. das Bewusstsein der Psychoanalytikerinnen und -analytiker auf die strukturellen Aspekte (Es, Ich, Über-Ich), die topographischen Aspekte (Bewusstes, Unbewusstes), die ökonomischen Aspekte (Triebenergie, Libido) und neben diesen inneren Realitäten auch auf Aspekte der äusseren Realität (soziales Entgegenkommen) lenkte, habe ich bisher versucht, diese Bewusstwerdungsbereiche auszuweiten und anders zu gewichten. Dass dies nötig ist, geht schon daraus hervor, dass der eben genannte Exponent der Psychoanalyse, ganz im Sinne Freuds, „Verhalten" noch als triebbedingt verstanden hat, währenddem die heutige **Neurophysiologie** „Verhalten" mehr bedingt durch die **Gedächtnisinhalte** bzw. als wissensgesteuert betrachtet (vgl. Kap. 7).

Unsere Gedächtnisstrukturen enthalten nicht nur Wissen über unsere Innenwelt, unsere innere Realität, sondern sehr viel Wissen, das sich auf die äussere Realität und unseren Umgang mit derselben bezieht. Daher ist es wichtig, unser Menschsein für psychotherapeutische Belange *weit über den sogenannten psychischen Apparat innerer Realität hinaus* bewusst werden zu lassen, nämlich die Schwerpunkte der Bewusstwerdung ebenso sehr auf die beziehungsbezogene (soziale), die erlebbare körperliche (objektivierbare und subjektive) Lebensdimension, sowie auf unsere Selbstorganisation und Auseinandersetzung mit Raum und Zeit, als auch auf philosophisch-spirituelle (wertmässig sinngebende) Bereiche auszudehnen.

Damit sind wir zu einem komplexen, multidimensionalen „Menschsein" bzw. „Menschenprozess" gelangt, dessen **Gesundheit** von individuellen Zieltendenzen (Sollwerten) abhängt.

Es ist nicht nur mein Bestreben, für die Komplexität des Menschseins zu sensibilisieren und diesbezüglich bewusstseinserweiternd zu wirken, sondern auch diesen ganzheitlichen Menschenprozess an Psychotherapeuten und Patienten weiterzugeben, weshalb ich mich bereits Mitte der Achtzigerjahre zur Darlegung dieses Inhaltes in Form eines leicht überblickbaren Menschenmodells mit analogem bzw. symbolhaftem Wahrheitswert entschlossen habe. Das daraus entstandene **„Würfel-" oder „Kubusmodell"** ist didaktisch um so wirksamer, als es funktional aktiv ist. Statt den Menschenprozess, wie dies in der Philosophie bisher üblich war, verbal bzw. digital zu beschreiben, wählte ich ein **mentales Modell** (vgl. Abb. 5). Es ging mir darum, Fakten und Erkenntnisse aus verschiedenen Sichtweisen des Menschseins, und daher auch aus verschiedenen Wissenschaftsgebieten, zu einem mentalen Modell zu verschmelzen, aber doch nur so, dass diese als Einzelne wieder erkannt werden können. Es ging mir darum, ein Symbol oder Modell für die gleichzeitige Einheit und Vielfältigkeit des Menschen zu finden. Das Reizvolle am „Anthropologischen Würfelmodell" ist, dass, wie dies bereits L. Necker im letzten Jahrhundert dargelegt hat, zwei dreidimensionale Interpretationen davon möglich werden. Das heisst, bald wird eine, bald wieder eine andere Seite des Würfels zum Vorder- respektive Hintergrund (vgl. Abb. 4). Dies ist eine Analogie für das Phänomen, dass wir bald den einen, bald den anderen Lebensbereich in den Vorder- respektive den Hintergrund unseres Bewusstseins rücken können. Interessant ist übrigens, dass sich nach Thomas Metzinger (1993, S. 120) mentale Modelle auch als Bausteine mentaler Strukturen im neurophysiologischen Sinne finden lassen. Es ist durchaus denkbar, dass diese das Lernen erleichtern und daher in der Psychotherapie in den nächsten Jahrzehnten vermehrt zur Anwendung kommen werden.

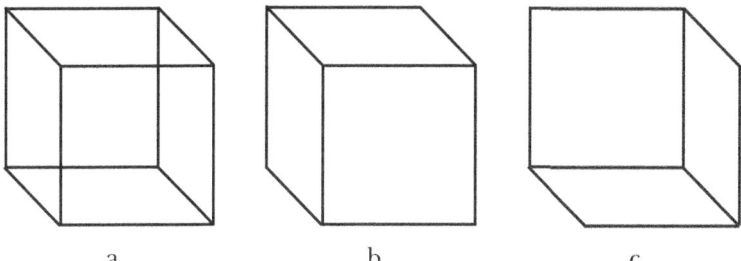

a   b   c

Abb. 4. Die 1832 von dem Schweizer Naturforscher L. A. Necker erfundenen „Neckerschen Würfel". Die zweidimensionale Darstellung des Würfels im ersten Bild (a) gibt dem menschlichen Sehsystem die Möglichkeit, zwischen zwei dreidimensionalen Interpretationen (b und c) hin- und herzuspringen (vgl. Groeli bzw. Maurer, 1973).

Die einzelnen Lebensdimensionen (vgl. Abb. 5) wurden bereits **verschiedentlich** beschrieben (Maurer, 1986 bzw. 1993b, vor allem Kap. 2 und 10; 1993a, Kap. 4, inkl. Bastelbeilage für Kartonwürfel). Eine kurze Übersicht wird weiter unten bei der Besprechung der Saluto- und Pathogramme folgen.

Die aus Stichworten bestehende Sammlung von Inhalten bezüglich der Lebensdimensionen kann ergänzt werden durch Verben; z. B. in der körperlichen Dimension für „Bewegung": sich bewegen, entspannen, berühren, spüren, hüpfen, springen, gehen etc. Es können hier auch Körperarbeiten genannt werden, bei denen die körperlichen Dimension vordergründig ist, also z. B. Massage, Autogenes Training, Biofeedback, Shiatsu, diverse Sportarten etc.

Jede der sechs Lebensdimensionen des beschriebenen Menschenmodells trägt zur **Identifikation** der jeweiligen Persönlichkeit

Anthropologisches Würfelmodell IKP©

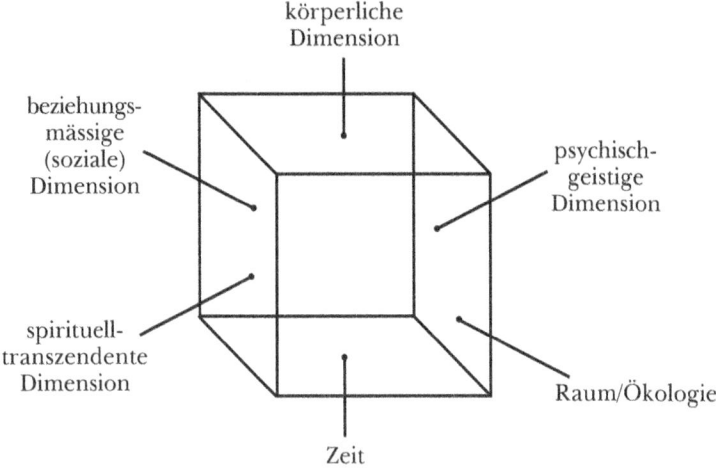

Abb. 5. Die 6 Lebensdimensionen menschlichen Seins (aus didaktischen Gründen vereinfacht dargestellte Lebensdimensionen). Dieses gleichseitige Würfelmodell ist ein Idealfall: man muss sich das Modell flexibel verformbar vorstellen. Dieses Anthropologische Würfelmodell IKP© von Dr. med. Yvonne Maurer entspricht redaktionell verändert und ergänzt demjenigen von 1987 (bzw. 1993b, S. 14–20).

von aussen her bei und zur Identitätsfindung der Betreffenden von innen her. Alle diese Prozesse sind miteinander vernetzt. Das Anthropologische Würfelmodell IKP (vgl. Abb. 5) habe ich 1985 primär als didaktisch nützliches, ganzheitliches mentales Menschenmodell für Psychotherapie und Beratung entworfen. Inzwischen hat es sich gezeigt, dass es zudem für Ausbildungskandidatinnen und -kandidaten sowie für Interessierte meiner Vorträge und Bücher auch als Modell der Lebenshilfe gute Dienste leistet. Das Anthropologische Würfelmodell IKP ist bekanntlich ein **Symbol für die Einheit des Menschen und seine gleichzeitige Vielfalt**. Wer die tiefere Bedeutung des Modells verstanden hat, kann auch die Frage beantworten, die Goethes Faust gestellt hat: *„Was ist in der Mitte dieses Modells?"* bzw. *„Was ist des Pudels Kern?"*. Nichts – oder alles! Ja, das ist genau die richtige Antwort.

6.2 Phänomenologische Multidimensionalität des Menschen

Im Anthropologischen Würfelmodell IKP wurde das Postulat der humanistischen Therapierichtungen, also auch der Gestalttherapie, nach Ganzheitlichkeit ernst genommen und **modellhaft** konkretisiert, nicht nur kategorial wie bis anhin. Kategorial heisst, dass Lebensbereiche wie Soziales, Psychisches, Körperliches nebeneinander oder in zweidimensionalen Modellen, z. B. als drei sich überschneidende Kreise aufgelistet wurden, aber nie in dreidimensionaler Art und Weise, wie dies das Anthropologische Würfelmodell IKP vornimmt.

In dieser ganzheitlichen Form hebt sich das IKP-Modell von einem **rein organischen** Modell ab, das psychische Krankheit auffasst, als ob sie **nur** auf biologische Prozesse bzw. organische Substrate zurückzuführen seien. Das Modell lässt aber in der körperlichen Lebensdimension die Möglichkeit offen, dass die genannte Möglichkeit als Teilfaktor an der Entstehung von psychischen Störungen, z. B. im genetischen oder im **Serotonin-Stoffwechselbereich**, mitbeteiligt sein kann. Dabei dürfte der Nachweis von biochemischen Unterschieden nur dann als verursachend und mitverursachend herangezogen werden, wenn auch erklärt werden kann, **wie** und **dass** ein derartiger biochemischer Prozess in ein psychisches Phänomen bzw. Symptom umgewandelt werden kann.

Das IKP-Modell geht aber auch über die bekannten **psycho-sozialen Modelle** hinaus, wie wir sie im psychoanalytischen, dem humanistischen, dem behavioristisch-kognitiven Modell und dem interpersonalen Modell finden. Es hat einen grösseren Menschenbildrahmen bzw. einen grösseren Rahmen des Menschseins. Vor allem versucht es, organische Modelle mit den psycho-sozialen Modellen zu integrieren, ohne die Fähigkeit des Menschen zum spirituellen Erleben ausser Acht zu lassen und betont gleichzeitig die Bedeutsamkeit von Raum und Zeit in der Bewusstheit des jeweiligen Menschen für sein Erleben und Verhalten. Dass ich eine derartige Integration in einem Modell gesucht habe, ist naheliegend, wenn Sie bedenken, dass ich in meinem Erstberuf Turn- und Sportlehrerin war, dann Medizinerin, dann Psychiaterin und Psychotherapeutin geworden bin und schliesslich auch noch einige Semester Psychologie studiert habe. Einen gewichtigen Anteil meiner Jugendzeit habe ich zudem theologisch-spirituellen Fragen gewidmet, um mich dann mehr (im gesellschaftlich-sozialen Bereich) politisch zu betätigen.

Die unserem Modell ähnlichste Denkweise kommt im „bio-psycho-sozialen" Rahmenmodell von Engel (1977 und 1980) zum Ausdruck, das vor allem in der medizinischen Welt bekannt wurde. In diesem Rahmenmodell werden intrapsychische Prozesse, soziale Prozesse, körperliche Prozesse etc. als **Systeme** betrachtet, die einerseits nach eigenen Gesetzmässigkeiten funktionieren, andererseits durch ihre Subsysteme in kontinuierlicher Wechselwirkung mit den Subsystemen anderer Lebensbereiche stehen.

Die Lebensdimensionen können als durch multiple Einflüsse gewachsene Gebilde verstanden werden. Sie sind dynamische Funktionen, die anpassungsfähig, veränderbar und mit der Umwelt verknüpft sind. Dabei darf der Übergang oder das Entweder-Oder von Funktion und Struktur nicht gegeneinander ausgespielt werden, da diese Phänomene, ähnlich wie in der Physik beim Licht, bald in der einen Perspektive (z. B. Korpuskelcharakter des Lichts) bald in der anderen (Wellencharakter des Lichts) betrachtet werden müssen.

In Analogie zur Mathematik, die Modelle darüber gebildet hat,
wie Funktionen von anderen Funktionen gegenseitig abhängen,
können wir uns, mit unserem beschränkten Verstand, höchstens ein
entferntes Bild davon machen, wie die sechs Lebensdimensionen
als Funktionen voneinander abhängen und welche Komplexitäten
hinter den Interrelationalitäts- und Interdependenzschlaufen le-
bendigen Seins stecken.

6.3 Krankheitstheorie

Damit haben wir es nicht mehr mit einem einfachen linearen Ursache-Wirkungsdenken zu tun, sondern mit einem Denken, das sich
mit komplexen Kausalnetzen bzw. Bedingungsgefügen befasst:
mit einem **multidimensionalen, systemischen Denken**.

Daraus geht hervor, dass für uns am IKP die **Entstehungen
psychischer Störungen** nicht monokausal oder eindimensional
sind, sondern multifaktoriell bzw. sehr häufig multidimensional.

Dies heisst, dass Störungen von den verschiedenen Lebensdimensionen ausgehen können, also von der körperlichen, der
psychisch-geistigen, der sozialen, der spirituellen. Wir sehen gewisse Störungen auch durch die Seinsdimensionen von Raum und
Zeit ausgelöst und/oder mitbedingt.

Die multidimensionale Störungstheorie wird auch dadurch er-
härtet, dass Personen mit psychischen Störungen meist erst nach
einer gewissen Zeit zur Therapie kommen (vgl. Phase 3 in Abb. 6);
sich also in dieser Zeit die Vernetzung von Störungen mit an deren Lebensdimensionen meist noch weiter ausbaut, so dass bei
Therapiebeginn **immer** von multidimensionaler Entstehung gesprochen werden muss (vgl. Maurer, 1993a, Kap. 6).

Wie die Wechselwirkungen und sekundären Streueffekte zwischen den Dimensionen bei der Entstehung von psychischen Störungen ineinander greifen können, habe ich an mehreren Bei-
spielen gezeigt, u. a. am Beispiel von Herrn G. (Maurer, 1993a, S.
95 ff)

Ein weiteres Beispiel (vgl. Maurer, 1996b, S. 221–222) folgt
hier betreffend Herrn A. Wenn wir seine Krankheitsgeschichte
unter dem Aspekt der 6 Lebensdimensionen betrachten, erkennen wir folgende Vernetzung (vgl. Abb. 7):

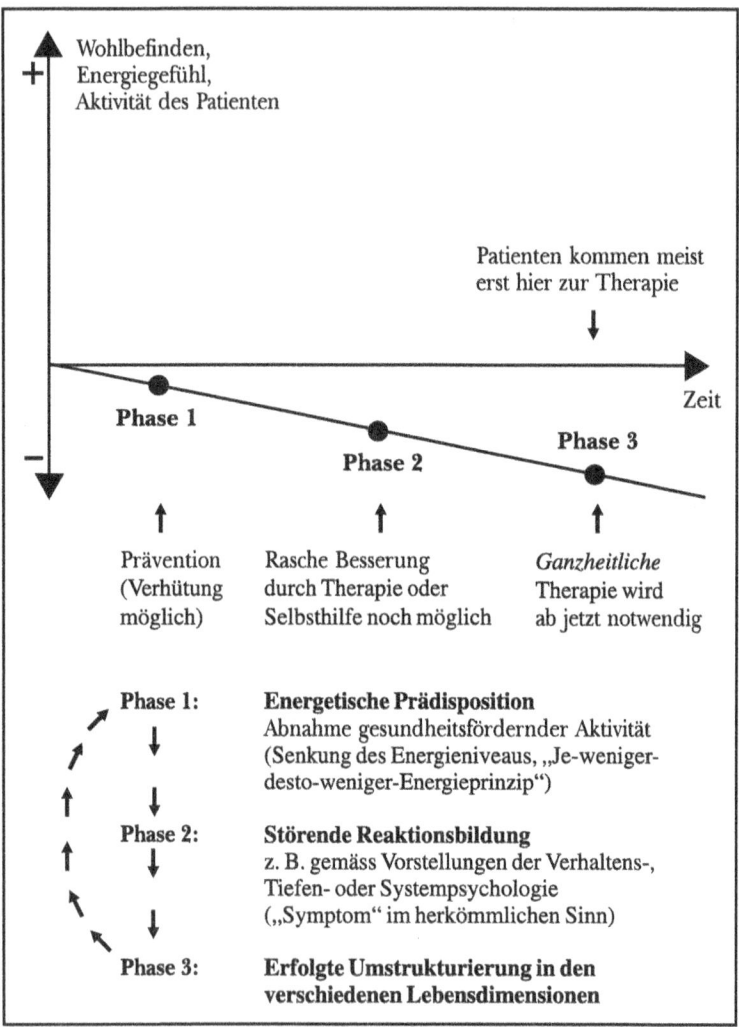

Abb. 6. 3-Phasen-Theorie zur Entstehung psychischer und psychosomatischer Erkrankungen (Aus: Maurer, 1993a, Abb. 28. S. 96).

Psychische Lebensdimension (in Abb. 7 „Psy"):

• Streitigkeiten in den letzten Ferien vor 3 Jahren haben zusammen mit der wirtschaftlichen Rezession dazu beigetragen, dass

Herr A. Angst hat, Ferien mit seiner Frau zu verbringen und stattdessen zuhause bleibt und im Geschäft arbeitet.
(Einwirkung 1 auf soziale Lebensdimension)

Soziale Lebensdimension („So"):

• Keine Ferien vom Beruf verstärken körperliche Erschöpfung.
(Einwirkung 2a auf körperliche Lebensdimension)

• Beziehungsstörungen mit seiner Frau mit vordergründig ungutem Gefühl, das von einem früheren Erlebnis mit seiner Schwester genährt wird, die ehemals seine „Stütze" gewesen war, die ihn aber dann abrupt sich selber überlassen hatte, bedrücken ihn.
(Einwirkung 2b auf psychische Lebensdimension)

• Die Tatsache, sich keine Ferien zu gönnen, führt zu Mangel an Erleben von weiten, schönen Landschaften in erholtem Zustand,
(Einwirkung 2c auf Lebensdimension des Raumes)
was zu Fehlen von spirituell-transzendentem Erleben im Rahmen der Natur führt.
(Einwirkung 3 auf spirituelle Lebensdimension)

Spirituelle Lebensdimension („Sp"):

• Das Fehlen der Erlebnisse tiefinneren Erfülltseins gibt ihm weniger inneren Halt und Selbst-Wert.
(Einwirkung 4 auf psychische Lebensdimension)

Körperliche Lebensdimension („Kö"):

• Die zunehmende körperliche Erschöpfung hält davon ab, weiterhin in den Turnverein (Ressource) zu gehen und dort mit Kollegen austauschen zu können, was ihm mehr das Gefühl gibt, „isoliert", „einsam" zu sein. Dies realisiert er vor allem, wenn seine Frau weg ist.
(Einwirkung 5 auf soziale Lebensdimension)

• So wird er noch abhängiger von Frau und Sohn. Dadurch kann er letzteren noch weniger durch eine Redimensionierung oder Aufgabe des Geschäfts enttäuschen.
(Verstärkung innerhalb der sozialen Lebensdimension)

• Das erhöht den psychischen Druck, durchzuhalten.
(Einwirkung 6 auf psychische Lebensdimension)

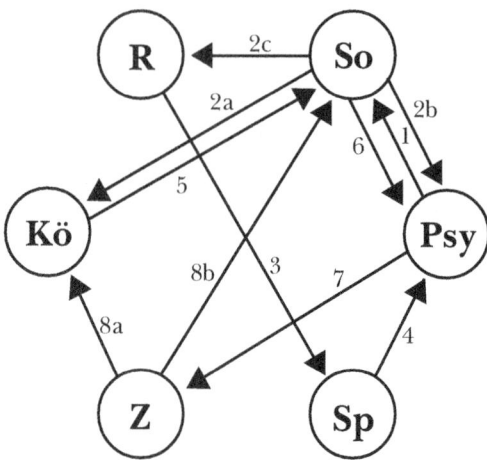

Abb. 7. Multirelationaler Diagnostikprozess der Körperzentrierten Psychotherapie IKP am Beispiel von Herrn A. (Aus: Maurer, 1996b, Abb. S. 222).

Psychische Lebensdimension („Psy"):

* Je depressiver er wird, desto weniger rasch kann er arbeiten bzw. desto weniger Zeit hat er.
(Einwirkung 7 auf Lebensdimension der Zeit)

Lebensdimension der Zeit („Z"):

* Je mehr er das Gefühl hat, zu wenig Zeit zu haben, desto eher glaubt er auch, keine Zeit zu körperlichem Training zu haben, (Einwirkung 8a auf körperliche Lebensdimension)
* und desto weniger soziale Kontakte nimmt er auf.
(Einwirkung 8a auf soziale Lebensdimension)

Das Anthropologische Würfelmodell IKP schliesst aber nicht aus, dass eine Störung schwerpunktmässig zunächst in einer einzigen Dimension **entstehen** kann, wie es das klassische Modell der Psychoanalyse aufzeigt.

Tatsache ist allerdings, dass monosymptomatische Störungen nur in Lehrbüchern vorkommen, nicht aber in der täglichen Praxis. Was noch dadurch verstärkt wird, dass die meisten Menschen erst dann zur Therapie kommen, wenn Störungen durch Interaktion mit den anderen Dimensionen schon viel breiter und komplexer geworden sind.

Auch ein **Ungleichgewicht** zwischen den Lebensdimensionen kann zu Störungen führen, wobei eine Über- und Unterfunktion einer Lebensdimension nicht objektiv definiert werden kann, sondern stets einer individuellen Norm entspricht.

Die dysharmonische Entfaltung der verschiedenen menschlichen Seinsdimensionen und deren Verbindungen untereinander, sowie die Entfaltungsbeeinträchtigung dieser Dimensionen durch äussere, soziale, psychische und körperliche Einflüsse, schliesslich vor allem auch die *mangelnde* Übernahme und Fähigkeit des Menschen, selbst den Wachstums- und Veränderungsprozess dieser Dimensionen zu erkennen und damit gestaltend umzugehen, führen zu psychischen und psychosomatischen Erkrankungen.

Das Ungleichgewicht verschiedener Lebensdimensionen in ihrem Verhältnis zueinander führt vor allem deswegen zu Störungen, weil jegliches **Leben**, das so komplex ist wie dasjenige des Menschen, darauf beruht, dass immer wieder **andere Seiten** des Seins und Tuns bzw. des Verhaltens in den Vordergrund rücken müssen, damit sich andere wieder **regenerieren** können.

Zusätzlich zum bisher Gesagten über die Entstehung psychischer Störungen ist eine weitere wichtige klinische Erfahrung Teil unserer Metatheorie geworden: **Störungen und Traumatisierungen wirken sich oft so aus, dass sie derart viel Aufmerksamkeit auf sich ziehen, dass andere Lebensbereiche vernachlässigt werden bzw. – bildlich gesprochen – deren „Ressource-Türen" zugeschlagen werden.**

Ferner führen einseitige Lebensweisen mit längerfristiger Betonung bestimmter Lebensdimensionen auf Kosten anderer Dimensionen zu Qualitätseinbussen und damit zu **Ressourcenverlust** in diesen Dimensionen führen. Ressourcen entsprechen Kompensationsmöglichkeiten und **gleichen Risiken aus**, weshalb eine Abnahme der Ressourcen zur Risikozunahme für Störungen führt. Ein Auto **ohne** Bremsen ist viel gefährdeter als eines mit Bremsen. Wenn die steile Strecke kommt oder ein unerwartetes Hindernis, wird der Blechschaden unvermeidbar. Das ursächliche Problem war aber die fehlende Ressource, die Bremsen.

Dass **einseitiges Leben der Dimensionen** zum **Ressourcenverlust** in denselben führt, hängt damit zusammen, dass sämtliche

Funktionen des Menschen längerfristig generell verkümmern, wenn sie nicht genutzt und geübt werden. Daher stehen diese Funktionen mit der Zeit auch nicht mehr als Ressourcen zur Verfügung. Wer verlernt hat, Einladungen zu machen (soziale Dimension), im Winter ins Hallenbad schwimmen zu gehen (körperliche und soziale Dimension), ins Tagebuch zu schreiben (psychische Dimension), zu singen oder zu musizieren (psychische Dimension), beschaulich in der Natur zu gehen oder still zu werden beim Flackern einer Kerze, sich zu öffnen vor einer goldig-glänzenden Ikone oder einem sonstigen erhebenden Gegenstand (wesensmässig-spirituelle Dimension), hat im konfliktbeladenen Bedarfsfall viele persönliche Ressourcen nicht mehr zur Verfügung. Persönliche Ressourcen sind **natürliche Erlebensquellen**, die zu besserer Befindlichkeit führen und die sich prophylaktisch oder bei Störungen – die ja immer wieder neu zum Leben gehören – schützend einschalten können. Neben diesen persönlichen Ressourcen gibt es auch protektive Faktoren, die eher kontextuellen bzw. beziehungsmässigen Ressourcen entsprechen. Interessanterweise sind gerade auch diese kontextuellen Ressourcen bei solchen Menschen häufiger zu finden, die möglichst alle ihre Lebensdimensionen intensiv leben. Bei den meisten Kriegsgeschehen werden bspw. die Ressourcen des Raumes und des sozialen Bezugs in Beziehung zum Raum (wer kann wen wo unterbringen) sehr wichtig.

Wir könnten einwenden, dass Ressourcen ja nicht wichtig sind, wenn die Ressource-Türen bei einer Störung ohnehin zuschlagen. Das stimmt aber nicht ganz. Die Wahrscheinlichkeit, dass der Zugang zu einer oder zwei Ressourcen dennoch offen bleibt, ist grösser, je mehr Ressourcen tatsächlich vorhanden waren. Auch ist es in der Therapie leichter, Ressource-Türen wieder zu öffnen, die vor nicht allzulanger Zeit zugeschlagen wurden, als Ressourcen aufzubauen, die schon lange nicht mehr oder noch nie vorhanden waren. Dies hängt damit zusammen, dass menschliche Funktionen längerfristig generell verkümmern, wenn sie nicht gebraucht und geübt werden. Dann stehen diese Funktionen auch nicht mehr als Ressourcen zur Verfügung.

Das **Beispiel der depressiven Symptomatik** soll das multidimensionale Entstehen verdeutlichen. Nehmen wir an, eine Person leidet seit einiger Zeit unter einer schwereren depressiven

Verstimmung. Diese kann nach Auffassung der Körperzentrierten Psychotherapie IKP zurückgehen auf:
a) eine unbewusste Problematik, zum Beispiel weil Wut, aber auch jegliches andere Gefühl, z. B. auch Liebe zu einem bestimmten Menschen, die nicht sein darf bzw. sollte, verdrängt wird (Entstehung im psychisch-geistigen Bereich);
b) eine lerntheoretische Störung in dem Sinn, dass eine primäre Nichtkontrollierbarkeit von Ereignissen mit nachfolgender Ursachenzuweisung und negativer Erwartung zu persönlicher und schliesslich alles einbeziehender Hilflosigkeit führt. Wenn sich die oder der Betreffende durch die Depression zusätzlich vor bestimmten Pflichten oder Herausforderungen schützen kann, erreicht sie und er einen zusätzlichen Krankheitsgewinn, das heisst: ihre bzw. seine Depression wird belohnt und dadurch zusätzlich konditioniert.
c) Depressive Verstimmungen können auch durch extremen Trainingsmangel ausgelöst werden, also erneut durch die körperliche Lebensdimension (vgl. b). Dies wird auch wissenschaftlich dadurch gestützt, dass sehr viele Studien zeigen, dass mittelschwere Depressionen durch ein mittleres Training signifikant verbessert werden können (vgl. Maurer, 1987). Die entsprechende Therapie ist hier zweifelslos die therapeutische Motivation, körperlich aktiver zu werden.
d) Bei schweren Depressionen liegt unter anderem eine genetische Mitursache vor, was aus der Genforschung und der Konkordanz von Zwillingsstudien (nicht zusammen aufgewachsener Zwillinge) hervorgeht, weshalb sich der Einsatz von Psychopharmaka häufig aufdrängt.
e) Die depressive Symptomatik kann selbstverständlich auch im sozialen Bereich entstanden sein, z. B. durch laufende Entwertungen durch einen Partner oder eine Arbeitskollegin oder durch sonstige Enttäuschungen (soziale Lebensdimension). Die Therapie der Wahl wäre in diesem Falle eine Kommunikationsverbesserung zwischen den beteiligten Parteien, also eine Kommunikationstherapie.
f) Schliesslich kann eine depressive Symptomatik auch ausgelöst werden durch eine spirituelle Krise, in der ein Mensch unter der Sinnlosigkeit seines Daseins zu leiden beginnt, wobei es sich hier häufig um stark kopflastige Menschen handelt, die

wegen ihrer Getrenntheit vom gefühlsmässigen Erleben, von ihren Sinnen, Sinnlosigkeit empfinden oder auch das Gefühl haben, mehr gelebt zu werden, als das zu leben, was sie im Grunde möchten.

g) Auch unter dem Aspekt des Raumes gesehen kann es zu depressiven Verstimmungen kommen, nämlich dann, wenn ein Mensch sich zu lange in den gleichen vier Wänden aufhält oder aufhalten muss, vor allem wenn er sich zudem in unteren Stockwerken befindet und/oder von höheren Bauten umgeben ist. Eine der Tragiken depressiver Verstimmungen ist, dass die Depression öfter davon abhält, den Raum zu wechseln, was einem Teufelskreis entspricht. Bewusstsein über das eigene Verhalten bezüglich Raum zu erlangen ist daher für die Körperzentrierte Psychotherapie IKP ein ebenso grosses Erfordernis wie dasjenige der Bewusstseinsaneignung über den sozialen Bereich.

h) Schliesslich kann auch das Erleben der Zeit zu depressiver Symptomatik führen, dann nämlich, wenn ein Mensch zuviel Zeit hat oder in seinen Gedanken vor allem in der Vergangenheit weilt. Übrigens wird ein Mensch, der zuwenig Zeit hat, eher gestresst und daher aggressiv und dann gelegentlich reaktiv depressiv.

6.4 Salutogramme und Pathogramme der 6 Lebensdimensionen

Währenddem das Anthropologische Würfelmodell IKP mit seinen nur sechs Lebensdimensionen sehr abstrakt ist, sind die dazugehörigen Beschreibungen so weitläufig, dass sie in ihrer Breite schwierig zu memorieren sind. Es lag daher nahe, die Beschreibungen zu einem Konzentrat zusammenzufassen, das derart in Oberbegriffen dargestellt wird, dass es die ganze Beschreibung enthält. So wurde für jede Lebensdimension **ein Raster bestehend aus vier Oberbegriffen bzw. ein Raster aus vier Beschreibungskriterien** zusammengestellt. Damit haben wir für die sechs Seinsdimensionen insgesamt 6 × 4, d. h. **24 Kriterien** zusammengestellt (Dies ergibt eine enorme Anzahl individueller Variationsmöglichkeiten, vgl. Maurer, 1993a).

Diese Systematik soll nicht als eine beurteilende, festlegende Kategorisierung verstanden werden, sondern mehr als Orientierungshilfe, um sich in der komplexen Ganzheitlichkeit des Menschen rascher und sicherer zurechtzufinden. Wie das Anthropologische Würfelmodell IKP selber, sind diese Dimensionssystematiken nicht zu verwechseln mit der Wirklichkeit, sondern als das zu nehmen, was sie sind, nämlich Kriterien, die jeder Mensch, auch jede Therapeutin bzw. jeder Therapeut und schliesslich auch gewisse Klientinnen und Klienten brauchen, um sich im geforderten Veränderungsprozess besser und geordneter zurechtfinden zu können.

Die im Folgenden vorgeschlagene Systematik ist denn auch die Grundlage der längerfristigen Therapiestrategie, die wir brauchen, um als Körperzentrierte Psychotherapeuten IKP nicht im Gegenübertragungsstrudel der Fixierung im Symptom des Klienten unterzugehen.

Dass die Ebene der Begegnung vor einer Systematik Priorität hat, ist selbstverständlich. Ohne echtes therapeutisches Gefühlsangebot und ohne Intersubjektivität (Maurer & Petzold, 1978a; Maurer, 1993b) ist die Motivation zur Veränderung meist brüchig und kurzlebig. Zudem geht die Körperzentrierte Psychotherapie IKP davon aus, dass Leben Begegnung ist und Begegnung Veränderung mit sich bringt. Dabei ist die Qualität der Begegnung wichtig. Andererseits darf es nicht so sein, dass die Begegnung zum Hauptzweck der Therapie wird, weder für den Therapeuten noch für den Patienten.

Der Patient oder die Klientin kommt, um ein bestimmtes Ziel für sich selbst hinsichtlich Symptomabnahme oder Verhalten zu erreichen. Sie oder ihn auf der Ebene der Begegnung zu fixieren (und dadurch oft sogar suizidal werden zu lassen) ist ein genauso grosser Kunstfehler, wie die Begegnungsebene zuwenig zu berücksichtigen. Damit diese Fixierung auf der Begegnungsebene nicht geschieht, geht es nicht nur darum, die Übertragungssituation zu klären, sondern es bedarf auch eines systematischen und strategischen, therapeutischen Überblicks, der einer Impulse gebenden Quelle entspringt, die den Heilungsprozess vorantreibt. Nur all zu oft müssen wir therapierte Patientinnen und Patienten anhören, wie diese in einem Beziehungsgeflecht innerhalb einer Therapie steckenbleiben und nicht weiterkommen. Dies geschieht vor allem dann, wenn die Therapeutin oder der Therapeut den Überblick im Sinne einer Systematik und Ausrichtung verloren hat. Die therapeutische Begegnung muss auch so sein, dass sie nicht nur mit einem Gefühlsangebot, sondern auch mit Identifikationsmöglichkeiten gekoppelt wird, die den Heilungsprozess voranbringen. Ideal ist, wenn sich die Klientin bzw. der Klient dort, wo bei ihr oder ihm Lücken bestehen, mit dem ganzheitlichen Leben der sechs Seinsdimensionen des Therapeuten identifizieren kann. Dies ist aber nur möglich, wenn die Behandelnden selber ihre sechs Lebensdimensionen real ausfüllen und in dieselben Einblick gewähren können. Was die Therapeutin bzw. der Therapeut vorschlägt bzw. lehrt, lebt sie oder er auch und wird dadurch glaubwürdig. Aus diesem Grunde ist es unabdingbar, dass die **Ausbildung von Psychotherapeuten** in Richtung ganzheitlicher Entfaltung angelegt sein muss. Durch das Leben der sechs Seinsdimensionen werden sie idealerweise zum **Identifikationsmodell**, wodurch die Klienten in der Begegnung mit ihnen einen Blick in eine andere Welt als der eigenen begrenzten, in der sie vielleicht noch stecken, werfen und sich weitere Bereiche (kontextuelle und persönliche Ressourcen) mit der Zeit selber aneignen können.

Die Systematik, die ich weiter unten beschreiben werde, ist vor allem für die Fokus-Suche der Initialphase und für die Aktionsphase hilfreich. Die Initialphase umfasst bekanntlich die Kontaktaufnahme, den Prozess des empathischen Einfühlens in die aktuelle Situation, die Gestaltschau mit Problemdefinition und die Fokus-Suche mit Zielsetzung. Bei Klagen gehört dazu auch die Anfangserleichterung mittels geeigneter körperzentrierter Interventionen und vor allem auch die Klärung der Beziehungsebene, falls sich allzu negative oder positive Übertragungen bereits entwickelt haben.

Die nun folgenden beschreibenden **Salutogramme,** abgeleitet vom Anthropologischen Würfelmodell IKP, haben sowohl **diagnostische** als auch **therapeutisch-strategische** Funktionen. Es trägt auch dazu bei, dass die therapeutische Beziehung nicht verabsolutiert wird und sich von der ursprünglichen Absicht und Zielsetzung, die die Klientin oder der Klient hatte, entfernt.

Im diagnostischen Bereich hilft es bei der Fokus-Suche. Dies ist besonders wichtig, wenn eine Symptomatik und damit auch der Verdacht, dass sie sich fixiert hat, bereits seit einiger Zeit besteht. Es geht dann darum, im Ganzheitsmodell einen hinter der Symptomatik liegenden Fokus zu finden. Im Folgenden soll nun für jede Lebens- bzw. Seinsdimension das entsprechende Detailmodell im Sinne von Salutogrammen deutlich gemacht werden. Wenn bei einem Detailkriterium eines Salutogramms vermerkt wird, dass dieses unter- oder überbetont gelebt wird, sprechen wir von einem Pathogramm, was durch einen abwärts- bzw. aufwärts gerichteten Pfeil dargestellt wird.

6.5 Weitere Variationen in der Darstellung des multidimensionalen Anthropologischen Würfelmodells IKP[©]

Das Würfelmodell kann auch plattgedrückt zu einem Kreismodell mit sechs Kreisen umgeschrieben werden (vgl. Abb. 8).

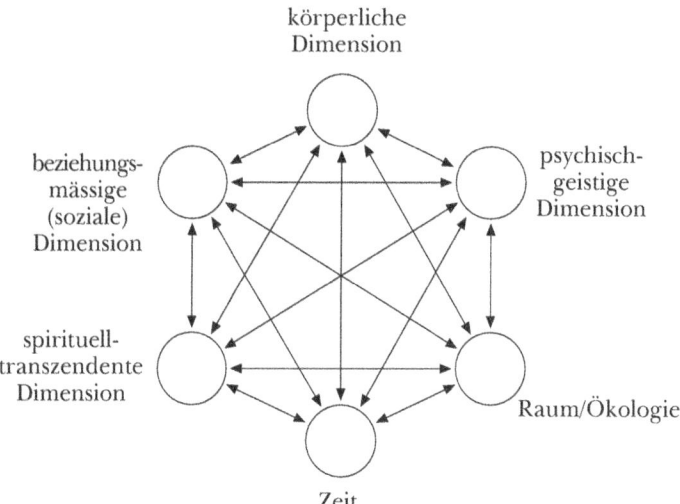

Abb. 8. Das Sechseck-Kreismodell (Maurer, 1993a S. 85 bzw. Maurer, 1993b, S. 18)

Genauso, wie das Würfelmodell verzogen dargestellt werden kann, eine Dimension besonders gross und die anderen kleiner, kann auch die einzelne Dimension im Sechseck-Kreismodell grösser oder kleiner gewählt werden, wenn z. B. die körperliche oder psychisch-geistige Sechseck-Dimension etc. dargestellt wird (vgl. auch die Darstellungsweise in Maurer, 1993b, Abb. 4). Die Seckseck-Darstellung wird modifiziert auch in der **Paartherapie** angewendet, in der zudem das Bedürfnisübereinstimmungsdiagramm (eine weitere Variation des Anthropologischen Würfelmodells IKP) eingesetzt wird (vgl. Kapitel 8 dieses Buches). Für Paare ist allerdings auch das IKP-Nähe-Distanz-Schema (vgl. Abb. 9) geeignet. Die meisten Partnerschaftskonflikte gehen auf unterschiedliche Bedürfnisse zwischen Nähe und Distanz zurück. Die Einzeichnung der entsprechenden Ausgangslagen hin-

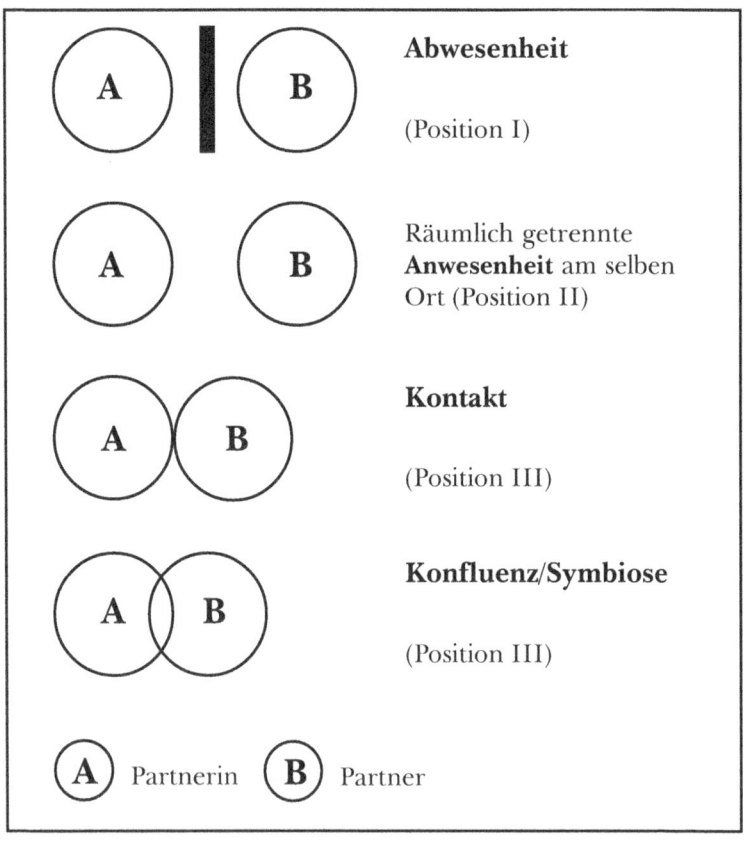

Abwesenheit

(Position I)

Räumlich getrennte **Anwesenheit** am selben Ort (Position II)

Kontakt

(Position III)

Konfluenz/Symbiose

(Position III)

Ⓐ Partnerin Ⓑ Partner

Abb. 9. IKP-Nähe-Distanz-Schema für Paare (vgl. auch Kapitel 8)

sichtlich dieser Bedürfnisse kann auf dem Nähe-Distanz-Schema
vorgenommen werden, ebenfalls diejenige der entsprechenden
Veränderungen im Verlaufe der Paartherapie. Die Ausgangslage
kann bspw. analysiert werden durch das Gestalten des Motivs
„Adam und Eva" mit Ton (Maurer, 1993a, S. 163–167).

6.6 Multidimensionale Persönlichkeitstheorie und Diagnostik

Persönlichkeitstheorien, die sich mehr nur auf *eine* Dimension beziehen, z. B. auf die psychische, sind viel einfacher zu konzipieren
als Persönlichkeitstheorien, die sich auf mehrere Lebensdimensionen beziehen, obschon dies der Wirklichkeit des Menschen näher kommt.

Auf nur eine, die psychische Dimension, bezieht sich z. B. das
strukturelle Modell nach Freud (Ich, Es, Über-Ich) und sein topo-
graphisches Modell (Bewusstes und Unbewusstes).

In der Gestalttherapie finden wir eine Persönlichkeitstypologie
vorwiegend hinsichtlich sozialem Bereich: Das Beziehungsverhalten wird unter der Perspektive der Typen des Projektors, Introjek-
tors, Retroflektors etc. erfasst.

Die Bioenergetik ihrerseits bzw. die bioenergetische Analyse
gründet ihre Typologie zusätzlich zum freud'schen Modell vor allem auf den Körperbau und die muskuläre Panzerung bzw. die
Leib gewordene Geschichte.

Die Gesprächstherapie nach Rogers schliesslich beruht (unter
weitgehender Umgehung einer Typologie) auf einer Persönlichkeitstheorie, wonach sich Personen in ihrem Gesundheits- bzw.
Krankheitszustand vor allem danach unterscheiden, ob sie nahe
bei ihrem wahren Selbst sind und dieses leben oder ob sie davon
noch entfernt sind. „Die zu sein, die ich bin" respektive „Der zu
sein, der ich bin" wird zum Sollzustand für die Gesundheit und als
Therapieziel dargestellt.

Wie aber soll eine Persönlichkeitstheorie bzw. -typologie ausse-
hen, die ganzheitlich ist und daher äusserst komplex, vielschichtig,
eben multidimensional? Sie muss von einer Menschenauffassung
ausgehen, die nicht nur physiologisch-mechanistisch oder nur psy-
chisch-individuell, sondern dynamisch-ganzheitlich ist und damit
dem wahren Menschsein am ehesten gerecht wird. Bei einer mul-

tidimensionalen Sichtweise des Menschen und einer derartigen Persönlichkeitstheorie muss auch eine multidimensionale Persönlichkeitstypologie zur Anwendung kommen. Anders ausgedrückt muss unsere IKP-Persönlichkeitstypologie multiperspektivisch sein. Ist aber ein derartiger Ansatz noch wissenschaftlich kohärent, von einem einheitlichem Fluchtpunkt aus (analog zur räumlichen Perspektive) darstellbar? Humanwissenschaftlich betrachtet heisst dies, an die Wahrheit bzw. Realität des Menschen so nahe als für die Therapie nötig heranzukommen. Unser „einheitlicher Fluchtpunkt" ist das Symbol des Anthropologischen Würfelmodells IKP (mit seinen qualitativen und quantitativen Ausdifferenzierungen).

Wir können nichts anderes tun, als die verschiedenen Persönlichkeitstypologien der verschiedenen Dimensionen kategorial nebeneinanderzureihen, so dass sie sich ergänzen. Wichtig ist, zu realisieren, dass eine ganzheitliche Persönlichkeitstypologie nicht nur die eine Lebensdimension miteinschliessen darf, sondern multidimensional sein muss.

Da nicht unbedingt Neues erfunden werden muss, wo bereits Brauchbares besteht, habe ich in gewissen Lebensdimensionen Anleihen bei bereits bestehenden Typologien gemacht. Querverbindungen zwischen den einzelnen Lebensdimensionen und deren Typologien werde ich teilweise aufzeigen können, teilweise nicht. Das entspricht auch dem Symbol des Anthropologischen Würfelmodells IKP, wonach die verschiedenen Dimensionen eine Einheit bilden, aber auch voneinander differenziert bleiben. Die jeweiligen Dimensionstypologien sollen als Orientierungshilfen dazu beitragen, vom gefundenen Ist-Zustand zu einem idealeren Sollzustand zu gelangen.

6.6.1 Soziale, d. h. beziehungsmässig-soziale Lebensdimension

Allgemeines:

Diese Lebensdimension habe ich bereits früher verschiedentlich beschrieben. Wir zählen dazu den beruflichen Bereich, also Rolle und Stellung am Arbeitsplatz, Kompetenz und den privaten Bereich, also Art der Beziehungen, familiäre Situation oder Freundeskreis in Vergangenheit und Gegenwart, die Vertrauenspersonen oder mitengagierte Personen in Sportvereinen, Politik, Kultur und religiösen Gemeinschaften. Mit zu dieser Lebensdimension gehört auch die Wohnsituation. Häufig beziehen sich auch Hobbys und Freizeitgestaltung auf die soziale Mitwelt. Speziell auch das Verbringen von Fest- und Feiertagen kann die Art und Weise des Eingebettetseins in die soziale Dimension deutlich machen.

a.) Salutogramm:

Die Frage ist nun: Wie sollen wir diese komplexe Lebensdimension in für den psychotherapeutischen Prozess wichtige **Hauptakzente** verdichten? Wir werden uns für jede Lebensdimension aus didaktischen Gründen auf einen Raster von vier den Gesundheitszustand beschreibenden Oberbegriffen beschränken. Nach langem Suchen haben sich aus der Erfahrung folgende 4 soziale Detailkriterien herauskristallisiert:

Die vier beziehungsmässig-sozialen Detailkriterien:

1. **Wir-Gefühl** (Soziales Netz, Du bist okay)
   Die Fähigkeit zur Partnerschaftlichkeit, zur Solidarität, zum Verbundenbleiben, zum gemeinsamen Lachen und Gefühle austauschen, aber auch zum gemeinsamen Zupackenkönnen, ist eine Grundqualität des Menschseins.

2. **Kommunikativer Ausdruck** (Extraversion)
   Zum kommunikativen Ausdruck gehört der sprachliche und der nonverbale Ausdruck, der sich zum Beispiel in der Art des Blickkontaktes, der Gestik, der Mimik, in der Qualität der Stimme und in der Kongruenz zwischen Innerem und Äusserem zeigt. Neben den bekannten klassischen Gefühlen von Wut, Trauer, Angst und Freude können nach Sonneville (1985) 230 verschiedene Gefühle gespürt und ausgedrückt werden. Zum kommunikativen Ausdruck gehört auch die menschliche Funktion „Handeln".

3. **Dem Alter entsprechende Reife** (Verantwortung, Erwachsensein)
   Dieses Merkmal beinhaltet die Art und Weise der Erwartungen an Eltern, Lehrer und Partner etc. Ebenso gehört dazu das erwachsene Rollenverhalten, das vor allem dann Schwierig-

keiten bietet, wenn z. B. ein Elternteil sich als „weiteres Kind" entpuppt. Neben „Verantwortung" muss hier auch das Vermögen des Durchhaltens genannt werden, das bspw. besonders bei Süchtigen Schwierigkeiten bietet.

4. **Nähe – Distanz – Flexibilität** (Intimität/Abgrenzung)
Ziel im zwischenmenschlichen Kontakt und innerhalb menschlicher Beziehungen kann weder eine starre Nähe noch eine starre Distanz sein, sondern die der Situation und den Bedürfnissen der Partnerin oder des Partners und den eigenen Bedürfnissen angepasste Kontaktintensität. Die Regulierbarkeit steht im Zusammenhang mit dem Bewusstsein hinsichtlich der drei Kontaktstufen **„Kontakt"**, **„Anwesenheit ohne Kontakt"** und **„Abwesenheit"** (vgl. Kapitel 8).

b.) Abwehrtypen bezüglich Kontaktverhalten:

Auf dieser kommunikativen Ebene haben sich die in der **Gestalttherapie** bekannten sechs Kontakt-Abwehrtypen bewährt: Introjektion, Retroflektion, Konfluenz, Deflektion, Egotismus, Projektion.
Die Beschreibung der nachfolgenden Persönlichkeitstypen kann bei Perls et. al. (1981a) und Polster & Polster (1975) nachgelesen werden, obschon Abweichungen möglich sind. Bei dieser Typologie geht es nicht darum, jemand anderen einzuordnen, sondern selber aktuelle Erfahrungen machen zu lassen, die helfen, sich selber in den einzelnen Typen (meistens handelt es sich um eine Mischung derselben) wieder zu erkennen.

Der Introjektor und Retroflektor. (Ich bin der Meinung, dass diese so nahe beieinander liegen, dass sie zusammengehören.)
Vom Standpunkt der Körperzentrierten Psychotherapie IKP aus verstehen wir Folgendes unter diesem Typ: Vom äusseren Verhalten her wirkt er anpassungsfähig, selbstlos, eher demütig, unterordnend, ja unterwürfig, aufopfernd bis zum Punkt, wo deutlich wird: mir geht es schlecht, aber ich ertrage es gerne (masochistische Züge). Dieser Typ wirkt unkritisch, glaubt alles, bittet oder fleht um Dinge, die er klar fordern könnte. Hinter der oft leisen, eher hohen und „piepsigen" Stimme verbirgt sich zaghafte Unsicherheit, oft ein geringes Selbstwertgefühl, eine Bereitschaft

zum ewigen Ja und zur Aufsichnahme von Schuld. Oft gehört zu diesem Typus auch eine gewisse Autoritätsgläubigkeit bei Jugendlichen, das Eintreten in eine Sekte, die die eigene innere Leere und den Strukturmangel hinsichtlich eigener Identität wettzumachen verspricht (im Grunde aber verstärkt bzw. in eine noch grössere Abhängigkeit führt).

Dieser Persönlichkeitstypus, hier in seinem Extrem dargestellt, kann im Zusammenleben längerfristig nicht als angenehm erlebt werden. Kompensatorisch wird sich mit der Zeit eine Gegenseite regen, die in die Richtung geht: „Ich werde so noch krank. Mir geht es schlecht und Du bist schuld. Alle profitieren von mir. Wenn ich es so schlecht habe, bist auch Du nicht okay". Grundsätzlich kann dieser Typus als introvertiert bzw. vorwiegend passiv und mit einer „Ich-armes-Opfer"-Identität charakterisiert werden.

Der Egotist. Er wirkt äusserlich eher steif, die Muskulatur ist meistens hyperton (eher verkrampft), er ist ständig bemüht, alles richtig zu machen, und seine Gedanken kreisen immer um die Frage: „Mache ich es richtig oder falsch?". Unter diesem Druck reisst er sich zusammen, ist höflich, denkt viel (ist kopflastig), klärt Sachverhalte bis ins kleinste Detail ab, wirkt daher kompliziert, informiert sich genauestens, liest viel, bevor er etwas schreibt oder unternimmt, wirkt analysierend, kontrolliert, misstrauisch, perfektionistisch. Im Kontakt will er sich fehlerlos verhalten und wirkt eher zurückhaltend, stolz, etwas erhaben, distanziert, unspontan, daher gefühlsmässig langweilig; oft geht es lange, bis er auf ein gefühlsmässiges Angebot eingeht, da er sich immer zuerst überlegen muss, ob das, was er tun möchte, wohl auch okay ist oder ob der Partner okay genug ist. Insgesamt ist er ängstlich um seine eigene Person kreisend, die sich keine Blösse geben bzw. keine Fehler erlauben darf.

Der Konfluenz Lebende. Das Wort Konfluenz kommt vom lateinischen „confluere", was so viel bedeutet wie zusammenfliessen. Wir verstehen darunter die Tendenz, sich gegenüber Menschen nicht abzugrenzen, sondern im Gegenteil sehr offen zu sein und dazu zu neigen, sich mit den anderen eins zu machen, gleich zu sein. Einerseits bezieht sich dies auf den gefühlsmässigen Bereich, was z. B. Goethe mit seinem Satz: „Seid umschlungen Millionen" ausgedrückt hat, andererseits bezieht sich dies auf ein Verhalten, das sich dem grossen Strom der Masse anschliesst. Dieser Anschluss kann in seiner negativeren Ausprägung bis zur Harmoniesucht gehen, zu einer zuvorkommenden Anpassung im engsten Familienkreis, die bis zur Fixierung auf andere gehen kann. Letzteres kann für Bezugspersonen vereinnahmend, ja erdrückend werden. Die fast zwanghafte Bemutterung kann soweit gehen, dass die Probleme anderer zu den eigenen gemacht werden und die eigene Identität wie durch den Partner ersetzt wird, so dass das Gefühl „ich habe einen Partner" bis hin zum Gefühl „ich bin mein Partner" gehen kann. Dieser Typ ist darauf angewiesen, immer begleitet zu sein. Im Grunde möchte er gar nichts allein tun, schon gar nicht etwas geniessen. Aus dieser Abhängigkeit heraus ist er oft auch eifersüchtig.

Während die ersten beiden Typen im Verhalten eher als introvertiert beschrieben werden können, ist der Konfluierende bereits eher extravertiert, auch wenn er diese Extraversion vor allem im Familienkreis zeigt.

Der Deflektor. Dieser Typ ist in seiner stärksten Ausprägungsform ruhelos, überaktiv, überspontan; kann daher auch aufdringlich wirken. Gelegentlich wirkt er auch gestresst, flatternd, billig, jovial unterhaltend, anbiedernd. Durch seine Nervosität hat er oft Pech. Er ist am Rotieren und dabei allerdings oft im Mittelpunkt. Seine helle Stimme, sein charmant kokettes Gehabe mit einer Spur Neugier zusammen mit seiner flirtenden Art lässt ihn zunächst ein aufregender Unterhalter sein, bis er uns als überpräsenter, postwendend reagierender, oberflächlicher Luftibus, auf den kein Verlass ist, auf die Nerven geht. Er wirkt sexy und vertieft oder informiert sich am ehesten in der Boulevardpresse. Sich in eine anspruchsvollere oder gar wissenschaftliche Lektüre zu vertiefen, fällt ihm gar nicht erst ein bzw. dazu lässt ihm seine ruhelose, kontaktsüchtige Art keine Zeit. Seine Kontaktsucht geht gleichzeitig einher mit beständigen Fluchttendenzen, die ihn auch zum Unfalltyp machen. In seinem Verhalten gehört er selbstverständlich zu den eher extravertiert Lebenden.

Hinter dem Verhalten dieses Typus steckt oft eine fürchterliche Leere und die Angst, sich selber zu begegnen. Gelegentlich sind auch Eltern entsprechende Vorbilder gewesen. Dieser Typus

ist das krasse Gegenteil des Egotisten, der viel zu grüblerisch und
ernsthaft stundenlang am gleichen Problem herumstudiert und
zuhause sitzen bleibt.

Der Projektor. Seine Grundhaltung ist, dass er selber fehlerlos
ist und der andere die Fehler hat oder macht (Du bist nicht okay –
ich bin sehr okay). Schon in Gestik und Worten ist er häufig ankla-
gend und fordernd. Die Stimme ist eher laut, hart, gelegentlich
schrill. Er neigt dazu, laut zu werden und zu schimpfen, mit anderen dominant und ungeduldig zu sein; im Extrem ist er rücksichtslos, aufbrausend, respektlos. Er kann sich in einer Meinung
fanatisch festfahren, vor allem auch in der Zuweisung von Schuld.
Seine Muskulatur wirkt hart, verspannt, seine Bewegungen wirken oft eckig und hektisch. Er wirkt zwar unberechenbar, ist es
aber meistens nicht.

Grundsätzlich handelt es sich hier also um den „Anklägertyp",
der für eigene Unzulänglichkeiten rasch die Fehler bei anderen findet. Er lässt sich kaum je in eine Opferposition bringen, sondern
er bleibt oder wird überall zum „Täter". Passivität kennt er nicht,
er ist und bleibt aktiv und macht die ersten Schritte, wenn nötig.
Selbstverständlich gehört dieses Verhalten zur Extraversion.

Ich habe die obgenannten Abwehrtypen absichtlich in dieser
Reihenfolge beschrieben, da Introjektor, Retroflektor und Egotist
als vorwiegend introvertiert bezeichnet werden können und die
weiteren als zunehmend extravertiert.

**Widerstand und Abwehr als Verhalten im Zusammenhang
mit den Persönlichkeitstypen der sozialen Lebensdimension.**
Widerstand und Abwehr ist im Grunde dasselbe Phänomen, nur
von einer anderen Perspektive aus betrachtet.

Als **Widerstand** wirkt für den aussenstehenden Betrachter
das, was für denjenigen, der Widerstand macht, eine abwehrende
Schutzfunktion (Abwehr) ist.

Umgekehrt ist **Abwehr** die Verhaltensweise desjenigen, der
abwehrt, und Widerstand beschreibt das, was demjenigen begeg-
net, der von aussen schaut, oder den Betreffenden in seinem Verhalten erlebt.

Nun versteht sich, dass es typisch für uns Menschen ist, eine
Art schützende Filterfunktion zu besitzen, weil wir sonst keine

Willensfreiheit und keine Möglichkeit zur Prioritätensetzung hätten. Bei der Frage, wieviel Widerstand bzw. Abwehr gesund oder bereits krankhaft ist, spielt immer der Grad der Ausprägung, das Wählen des richtigen Augenblicks und des richtigen Ortes eine Rolle. Zudem können wir bei all den genannten Persönlichkeitstypen der sozialen Dimension Stärken und Schwächen feststellen. Es sind die folgenden:

Stärken und Schwächen des Introjektors/Retroflektors. *Zu seinen Stärken gehören:* er lernt schnell, übt längerfristig Geduld, ist zunächst tolerant. *Seine Schwächen sind:* Er wirft das Gelernte rasch über Bord, es war bloss ein Strohfeuer. Im menschlichen Kontakt kann er, weil er vieles längerfristig aufstaut und verschweigt, plötzlich explodieren. Er ist in diesem Sinn unberechenbarer als z. B. der Projektor. Obschon er äusserlich unterwürfig und liebevoll wirkt, kann er, wenn er lange genug geschluckt hat, erzürnt, auch gewalttätig werden. Das Unterdrücken seiner Gefühle führt häufig zu depressiven Verstimmungen und psychosomatischen Beschwerden.

Stärken und Schwächen des Egotisten. *Zu seinen Stärken gehören* seine zuverlässige Exaktheit und seine Fähigkeit, die Kontrolle und den Überblick zu behalten. *Seine Schwächen sind:* In seinen Erklärungen und vor allem als Lehrer wirkt er häufig langfädig, kompliziert, häufig kommt er vom Hundertsten ins Tausendste. Er erledigt daher Arbeiten langsamer als der Durchschnittsmensch, wenn auch möglicherweise überkompetent. Im Kontakt kann er sich über Kleinigkeiten masslos ärgern und wirkt dann oft „binggelig" (kleinlich).

Stärken und Schwächen des Konfluenzlebenden. *Zu seinen Stärken* gehören seine Offenheit und Treue, seine einfühlende verständnisvolle Art, die sie oder ihn dazu geeignet macht, Therapeutin oder Therapeut zu sein, und das Zulassenkönnen von Nähe. *Seine Schwächen sind:* Er weiss sich zuweilen schlecht abzugrenzen, kann sich schlecht trennen. Auch kann er seinen Partnern nicht genügend Raum und Eigenständigkeit zubilligen.

Stärken und Schwächen des Deflektors. *Zu seinen Stärken gehört* die Fähigkeit, Verschiedenes gleichzeitig zu machen und verschiedene Beziehungen gleichzeitig aufrecht zu erhalten. Er versteht es, auf verschiedenen Hochzeiten zu tanzen. Seine daher schillernde Persönlichkeit macht zunächst Eindruck und wirkt bereichernd.

Seine Schwächen sind: Falls dieser Typ nicht genügend egotistische Züge aufweist, zählen zu seinen Schwächen seine oft unzuverlässige Art und die Unfähigkeit ein vernünftiges, sinnvolles, in die Tiefe gehendes Gespräch zu führen. Er selbst leidet darunter, in sich keine eigene Mitte zu finden und daher immer ruhelos im Aussenraum nach einer Befriedigung und einem ruhenden Pol zu suchen.

Stärken und Schwächen des Projektors. *Zu seinen Stärken gehören* seine Durchsetzungsfähigkeit und seine Fähigkeit zur Verantwortungsübernahme und zum Führen, d. h. andere für Zielsetzungen und Handlungen begeistern und befähigen zu können. In guten Zeiten eher ängstlich gemieden, wird er in schwierigen Zeiten als Retter in der Not aufgesucht und gewählt. *Eher als Schwächen zu bezeichnen sind:* dass er andere häufig vor den Kopf stösst, ein Dominanz-Verhalten zeigt, andere überfordern und sich in fanatischer Art verrennen kann.

Die Beschreibung dieser Typen erfolgte vor allem im Hinblick auf das Geschehen im zwischenmenschlichen Umgang. Aus ihnen können indirekt auch Vermutungen über Verhaltensweisen und innere Einstellungen zu Arbeit, Raum, Zeit, Psychisch-Geistigem und zu Werten im weiteren Sinn abgeleitet werden. Im übrigen sei auf das IKP-Nähe-Distanz-Schema in Kapitel 6.5 und die Abschnitte über Paartherapie im Kapitel 9 verwiesen.

6.6.2 Körperliche Lebensdimension

Zur gesunden körperlichen Lebensdimension gehören Inhalte wie Haltung, Ausstrahlung, Hautqualität, Muskeltonus, Beweglichkeit, Gang, eigenes Körpergefühl, Körperwahrnehmung, Körperpflege, Durchblutung der Extremitäten, Ernährungszustand und Essgewohnheiten, VAKO-Sensorik.

a.) Salutogramm:

Wenn wir auch diese Aspekte in für psychotherapeutische Zwecke einprägsamere 4 Oberbegriffe bringen wollen, erreichen wir dies am besten durch die folgenden vier Kriterien:

Die vier körperlichen Detailkriterien:

1. **Flexibler, eutoner Bewegungsapparat in Haltung und Bewegung** (inkl. willkürliches Nervensystem)
Beim Bewegungsapparat geht es um den äusserlich sichtbaren Körper eines Menschen, dessen Körperhaltung und Bewegungsmuster.
Besonders in der heutigen Zeit der vielen technischen Hilfsmittel, der Berufe im Dienstleistungssektor, müssen viele Menschen vermehrt Verantwortung übernehmen, um ihren Körper auch kräftig und beweglich bzw. fit zu erhalten. Unter eutonem Bewegungsapparat verstehen wir die gut verteilte Spannung der verschiedenen Muskelgruppen untereinander, so dass nicht die einen hypoton und die anderen hyperton sind.

2. **Vegetative Eutonie**
Darunter wird der gute Ausgleich zwischen dem Sympathikus- und dem Parasympathikusanteil des vegetativen Nervensystems verstanden.
Zuviel Stress bringt bekanntlich eine Sympathikotonie mit sich. Sport, Atemtherapie im Liegen und andere Übungskombinationen führen zum Ausgleich im vegetativen Nervensystem. Wichtig ist, dass eine extreme Parasympathikotonie (z. B. durch intensive Entspannungsübung) oder auch eine Sympathikotonie (durch Eile, Hetze, Stress, Missmut) von kompensatorischer Gegenregulation abgelöst werden kann, so dass eine Extremposition nicht durch eine andere, sondern durch eine Mittelposition zwischen den beiden Anteilen des vegetativen Nervensystems ausgeglichen wird.

3. **Gesundes Organsystem**
Darunter wird die Gesundheit der inneren Organe, wie z. B. Lunge, Leber, Magen, Darmtrakt, Gefässsystem etc. verstanden. Störungen in diesem Bereich entstehen meistens durch eine falsche, eine Über- oder Unterernährung. Akute funktionelle Störungen können auch durch Infektionen auftreten,

die ihrerseits abhängig sind vom Immunsystem, das wiederum mit vielen psychosozialen Faktoren im Zusammenhang steht.

4. **Intaktes und integriertes Körperwahrnehmen** (VAKO)
Hier geht es um die Wahrnehmungsfähigkeit im visuellen, akustischen, kinästhetisch-taktilen und olfaktorischen Bereich. Das Körpererleben kann wie das Erlernen einer Sprache oder der Mathematik trainiert werden. Übungen werden daher öfters wiederholt und nach einem gewissen Zeitintervall wieder anders erlebt. Das Körpererleben ist abhängig von der Achtsamkeit, mit der ich mich dem Körpererleben zuwende.

b.) Persönlichkeitstypologische Einteilungen in der körperlichen Dimension:

Persönlichkeitstypologien können mehr aus einer psychischen, sozialen oder einer körperlichen Perspektive beschrieben werden. Uns ist wichtig, dass auch in der Körperdimension nicht die Klientin oder der Klient aufgrund eines äusseren Merkmals in ein Schema eingeordnet wird, sondern dass sie oder er selbst Erfahrungen über ihr „So-Sein" machen und sich selber erkennen und zuordnen lernen. Damit schliessen wir uns im diagnostischen Therapieverhalten dem Intersubjektivitätsgedanken der Gestalttherapie an, welcher das Überstülpen vorgefertigter Diagnosekategorien im Sinne der psychoanalytischen und bioenergetischen Diagnostik innerhalb des psychotherapeutischen Prozesses ablehnt. Im Unterschied zur bioenergetischen Analyse nach Reich teilen wir keine bestimmten Körpermerkmale bestimmten Charakterstrukturen zu. Dies hat mehrere Gründe: Die entsprechenden Zuteilungen sind wissenschaftlich nie anerkannterweise belegt worden und der Einfluss der Genetik wird bei diesen Einteilungen viel zu wenig beachtet. Vor allem möchten wir derartige Einteilungen nicht nach äusseren Massen, sondern über die eigene Erfahrung vornehmen. Wir unterstützen aber den Prozess, dass der Klient selber durch wahrnehmende Aufmerksamkeit die Bedeutung von körperlichen Eigenausdrücken, körperlichen Spannungszuständen, von Gehweisen (Ganganalyse) und Haltungen erfühlen und erkennen kann. Als Techniken eignen sich dazu unter anderem das körperzentrierte Skulpturieren in Kombination mit regressiver Arbeit zur Aktivierung des Körpergedächtnisses, das plötzliche

Einfrierenlassen von Gestik und Mimik; ferner projektive Techniken wie z. B. die Somatographie (Maurer, 1987 und 1993b), das Modellieren des eigenen Körpers mit Knet- oder Tonmasse bei geschlossenen Augen. Ich möchte in diesem Zusammenhang hier nicht auf die vielen weiteren, differenzierten Erfahrungsübungsmöglichkeiten eingehen, die wir in der Körperzentrierten Psychotherapie IKP anbieten.

Zum Einfügen der Erfahrungsübungen in den Therapiestundenverlauf. Erfahrungsübungen sind wahrnehmend vorgenommene Handlungen des Klienten oder Handlungen der Therapeutin, die dem Klienten zur Wahrnehmung und Erfahrung angeboten werden. Sie gehören als solche innerhalb des Erfahrungszyklus bzw. des tetradischen Systems (Petzold, 1980) zur Aktionsphase, die der Initialphase folgt und selber von der Integrationsphase und derjenigen der Neuorientierung gefolgt ist. Nach Maurer (1993b bzw. 1986) können diese vier Phasen auch in die sechs Hauptphasen des Sitzungsverlaufs unterteilt werden, wobei die erste Phase in 3 Phasen ausdifferenziert wird (vgl. Maurer, 1993b, S. 62–65).

Wichtig ist, dass alle körperlichen Erfahrungsübungen den Bewusstwerdungsprozess körperlichen Erlebens und Seins fördern und dadurch zur besseren Integration des Selbst beitragen. Im Sinne der **Intersubjektivität** (Petzold & Maurer, 1985), die die therapeutische Beziehung als auf gleicher Ebene stattfindend charakterisiert, macht die Therapeutin im IKP-Ansatz den Prozess der Selbstexploration wenn immer möglich mit, indem sie die Erfahrungsübungen nicht nur verbal anregt oder kurz vorzeigt, sondern gleichzeitig zumindest teilweise selber durchführt. Dies verhilft ihr zudem zu besserer Anleitung und besserem Timing.

Die Zielsetzungen im körperlichen Bereich sind dieselben wie die üblichen im humanistischen Bereich. Es wird vor allem – analog zum Umgang mit Nähe und Distanz im sozialen Bereich – darauf geachtet, dass Zielsetzungen nicht fixierten Extremen oder einer fixierten Mittelstellung zwischen zwei Polen entsprechen, sondern die Freiheit zur flexiblen, stufenlosen Wahl zu lassen. Diese Wahlfreiheit sollte in Anbetracht sämtlicher Lebensdimensionen erfolgen, auch gemäss den eigenen Bedürfnissen und unter adäquater Berücksichtigung derjenigen der anderen.

Ganganalysen. Wie die Handschrift Rückschlüsse über die Persönlichkeit des Schreibenden zulässt, so gibt die Gehweise Aufschlüsse über aktuelle Stimmung und Persönlichkeit des Gehenden. Zur Vereinfachung wird die komplexe Bewegung des Gehens vereinfacht unter den Ausprägungen in den 3 verschiedenen Ebenen betrachtet (vgl. Abb. 10).

1. **Sagittalebene** (Radebene)
   am besten erkennbar durch die Beobachtung: weist die Person beim Gehen vor allem Vorwärts- oder Rückwärtsneigung auf?
2. **Horizontalebene** (Tischebene)
   nach links und rechts ausladend vor allem in Hüften oder/und Schultern?
3. **Vertikalebene** (Türebene)
   Schwerpunkt vor allem nach oben oder unten bringend?

1. Sagittalebene (Radebene). Personen, die durch Betonung der Sagittalebene mit **Vorwärtsneigung** auffallen, zeichnen sich in der klinischen Erfahrung durch folgende psychologische und soziale Merkmale aus:
Sie sind tendenziell: *direkt, zielgerichtet, zukunftsorientiert, kraftvoll, sachlich, bestimmt, pflichtbewusst, fokussiert, spannungsgeladen, weiterstrebend, logisch, wenig gefühlvoll, nicht störbar, unverzüglich, schnell, forsch, hektisch, rücksichtslos, stur, eckig, bedroht, gestresst, angriffig, eher kontaktarm.*

Personen, die durch Betonung der Sagittalebene mit **Rückwärtsneigung** auffallen, zeichnen sich in der klinischen Erfahrung durch folgende Merkmale aus:
Sie sind der Tendenz nach: *überschauend, distanziert, nicht oder blindlings vertrauend, vorsichtig, unsicher, zurückweichend, zurückkrebsend, klein nachgebend, zurückschreckend, sich distanzierend, Atem anhaltend, stolz, arrogant, gebremst, langsam, ambivalent.*

2. Horizontalebene (Tischebene). Ein betontes seitliches **Ausschwenken** und Gewichtsverlagern nach links und rechts ist erfahrungsgemäss verbunden mit der Tendenz zu folgenden Merkmalen:
zufrieden, verweilend, auskostend, Hier und Jetzt, sich breit machend, sich etwas herausnehmend für sich, rund, spielerisch, wiegend, rhythmisch, neue Wege gehend, träumerisch, offen, kontaktsuchend, tänzerisch,

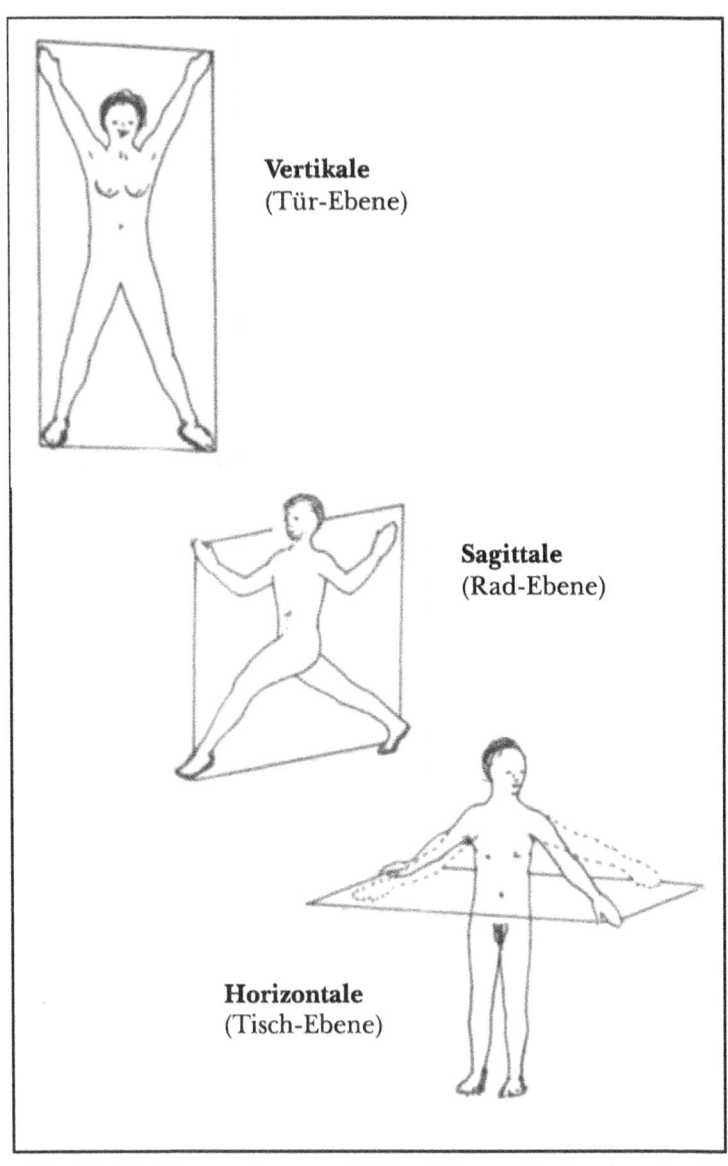

Vertikale
(Tür-Ebene)

Sagittale
(Rad-Ebene)

Horizontale
(Tisch-Ebene)

Abb. 10. Die Ebenen des menschlichen Körpers. Zu beachten ist, dass wir diese stets mit uns nehmen, ob wir nun stehen, uns drehen oder liegen etc. (Aus: Maurer, 1993c, Abb. 17, S. 111).

gelassen, gelöst, unbeschwert, beschwingt, Lust/lustvoll, lustig, emotional, erotisch/sinnlich/geniesserisch, übermütig, kokett, unkritisch, wenig zuverlässig, dem Ziel ausweichend. **Mit den Schultern stark nach links und rechts kippend:** *unentschlossen, ambivalent, soll ich ja oder nein sagen, zerrissen.*

3. Vertikalebene (Türebene). **Körperschwerpunkt nach oben strebend:** *frei, nach oben offen, eigene Grösse, natürliche Autorität, Stärke, Verantwortung suchend, in sich ruhend und kontaktfähig, erwachsen, Überblick behaltend, wachsend, handelnd, dynamisch, leitende Funktion, selbstsicher, siegreich/Gewinnertyp, bereit, Eindruck machend, hochnäsig, überheblich, sich überfordernd, sich anmassend, hochstrebend, abhebend.*

Körperschwerpunkt nach unten fallend (hypoton): *bodennah, geerdet, verwurzelt, genau anschauend, entspannt, hypoton, nicht gewachsen sein, nicht erwachsen, schwach, Hilfe brauchend, unbedeutend, unbeachtet, minderwertig, gedämpft, machtlos, depressiv, selbstunsicher, passiv, langsam, gelangweilt, resigniert, Verlierertyp.*

Torsion im gesamten Körper: *Locker, unkonventionell, légère, unbekümmert, verspielt, spielerisch, vieldeutig, sich zur Schau stellend, erotisch, imponierend, nichts aus der Bahn werfend, vielseitig; viel Kontakt aufnehmend, eher flüchtig, ablenkbar, ziellos, gleichgültig, Macht-was-ihr-wollt-Stimmung; desinteressiert.*

Weitere Auffälligkeiten: Beinstellung breit: *Cowboy, selbstbewusst, sicher, Raum: das ist alles mein, schwerfällig, breitspurig, bodenständig.*

Enge Beinstellung: *unsicher, bescheiden, kleinere Schritte, Luft dünner, züchtig, beeinflussbarer.*

Winkel der Füsse gross: *erwachsen, extravertiert, evt. sexuelle Probleme.*

Winkel der Füsse klein: *kindlich, introvertiert, verklemmt.*

Mögliche Beziehungen zwischen Gangmustern und psychopathologischen Symptomen. Bei manchen klinischen Symptomen können vermehrt Abwehrmechanismen (im Sinne von Kapitel 6.6.1) gefunden werden. Depressive Symptomatiken bei Retroflektor und Introjektor, zwangshafte Symptomatiken beim Egotisten, ängstliche bis psychotische Symptomatiken beim vermehrt Konfluenzlebenden. Im Folgenden werden die Querverbindungen zwischen den verschiedenen Gangarten und psychopathologischen

Symptomen bzw. den obgenannten Abwehrmechanismen aufgezeigt.

Mögliche Querverbindungen zwischen den Persönlichkeitstypologien verschiedener Dimensionen. Die psychologischen Merkmale der verschiedenen Gangarten, die den Raum unterschiedlich ausnützen, finden gewisse Entsprechungen bei den Abwehrtypen. So gibt es Ähnlichkeiten zwischen:

* Projektor und Radebene mit Vorwärtsneigung
* Retroflektor bzw. Introjektor und Vertikalebene mit Schwerpunkt nach unten
* Konfluenz und Tischebene
* Egotist und Radebene mit Rückwärtsneigung
* Deflektor und Torsion

Für die Vertikalebene mit Schwerpunkt nach oben findet sich bei den genannten Abwehrmechanismen kein Typ; am ähnlichsten wäre der Typ des Phallikers, der heutzutage auch „Showwoman/ Showman" oder „Entertainer" genannt werden könnte.

Zur Wissenschaftlichkeit der Ganganalysen. Von einer streng wissenschaftlichen Einteilung kann bisher nicht gesprochen werden. Bei der Ganganalyse handelt es sich vielmehr im Sinne der Gestalttherapie um die Möglichkeit einer Selbsterfahrung und Selbstkategorisierung.

Allerdings basieren die angegebenen Merkmale auf klinischer Erfahrung bzw. auf **Aussagen von grösseren Persönlichkeitskollektiven**, die bei längerem entsprechendem Gehen ihre subjektive Befindlichkeit gespürt und diesen psychologischen Merkmalen zugeordnet hatten.

Eine quantitative Studie mit entsprechender Befragung von Versuchspersonen mittels standardisiertem Befindlichkeitsfragebogen ist am IKP geplant.

Ich bin der Ansicht, dass die Ganganalyse als Bewegungsanalyse genauso viel – wenn nicht mehr – Berechtigung in der Charakterisierung von Befindlichkeit und Persönlichkeitstypen hat wie eine Typologisierung nach dem Körperbau. Sicher ist, dass beide durch Genetik und psycho-soziale Einflüsse mitbedingt sind. Verglichen mit den Einflüssen auf den statistischen Körperbau

(Typologie in der Bioenergetik) treten die genetischen Einflüsse
aber auf die Bewegungsmuster noch weiter hinter die psycho-sozialen Einflüsse zurück. In einer Bewegungstypologie können daher psycho-soziale Einflüsse deutlicher hervortreten.

c.) Integration des Körpers ins multidimensionale IKP-Konzept:

In Ergänzung zu den Erläuterungen zur Körperdimension in
früheren Büchern (Maurer, 1993a und 1993b) möchte ich beschreiben, wie die Körperzentrierte Psychotherapie IKP die körperliche Lebensdimension des Menschen integriert. Dies möchte
ich zunächst auf dem Hintergrund unseres multidimensionalen
und multirelationalen Denkansatzes tun. Anschliessend soll eine
zu dieser Lebensdimension passende persönlichkeitstypologische
Einteilung vorgestellt werden.

Der gesund entfaltete Mensch ist eine Einheit, die aber so komplex ist, dass wir sie, um sie bei andern Menschen und bei uns selber zu verstehen im Sinne eines Prozesses – d. h. über **längere
Zeit** – aus verschiedenen Perspektiven sehen, wahrnehmen und
erleben müssen. Ziel ist es, immer mehr auch **gleichzeitig** diese
Ganzheit einheitlich mit allen Sinnen wahrzunehmen, zu erleben
und kognitiv zu erfassen.

Zu diesem Erfahrungsprozess gehört als Selbstverständlichkeit
unser Körper als Teil des Selbst und, wenn er im Vordergrund unserer Aufmerksamkeit und Bemühungen steht, als „unser Selbst".
Die Körperzentrierte Psychotherapie IKP hat die Feldtheorie von
K. Lewin mit ihrem Hauptakzent auf Ganzheitlichkeit, erreichbar
durch das Figur-Grund-Prinzip, im Anthropologischen Würfelmodell IKP in ein räumlich-dreidimensionales, bewegliches Modell
gebracht, das als didaktisches Hilfsmittel die Dynamik multirelationalen (synthetischen) Wahrnehmens und Handelns garantieren und verbessern hilft. Das Figur-Grund-Prinzip lässt sich am
rollenden oder sich drehenden Würfel jederzeit bildlich bzw. drei-
dimensional deutlich machen (und zusätzlich an den zwei Inter-
pretationsmöglichkeiten im Sinne von Abb. 4).

Weil das Anthropologische Würfelmodell IKP, als Symbol für
die Einheit in der Vielseitigkeit, immer an die Ganzheit des Menschen erinnert, ist dieses Menschen- und Denkmodell auch besonders geeignet, auf die gesunden, hilfreichen, neue Lösungen

anbietende Möglichkeiten und Fähigkeiten, d. h. auf die Ressourcen, zu verweisen. Speziell bei Personen mit psychischen und psychosomatischen Störungen sowie Beziehungsproblemen stellt das körperliche Erleben und Bewusstsein eine ausserordentlich grosse **Ressource** dar, die – oft blockiert oder gar abgelehnt – schrittweise nutzbar gemacht werden kann. Grundlegend dabei ist das **auf Körperempfindungen basierende Selbstwertgefühl: das Gefühl**, lebendig zu sein, zu existieren.

Die Belebung von Ressourcen ist um so wichtiger, als bei psychischen, psychosomatischen und Beziehungsstörungen auch die Gefahr drohen kann, sich in der **Krankheit**, im Symptom zu **fixieren** und sich schliesslich als Opfer dieser Störungen zu fühlen, anstatt zu lernen, dafür selber Verantwortung zu übernehmen und zu erkennen, wie ich selber zum Symptom beitragen bzw. auch folgerichtig dessen Abnahme unterstützen kann.

In der Körperzentrierten Psychotherapie IKP geht es darum, das eigene Selbst als die **ganze Einheit** zu erkennen, die es ist und es sich durch Erfahrungsübungen anzueignen und nutzbar zu machen. Körperliche Erfahrungsübungen eignen sich als „Schrittmacher" besonders gut, um die persönliche Einheit zu erfahren.

Dabei ist zu bedenken, dass das modellhafte Zusammentreffen der sechs Lebensdimensionen im **innersten Kern des Würfels einer Einheit** entspricht, auf deren „**Grund**" Figuren, d. h. Lebensdimensionen, in Richtung Würfelaussenseiten deutlich werden.

Diese ganzheitliche Sicht hat auch Auswirkungen auf menschliche Äusserungen wie z. B. Bedürfnisse. So wird deutlich, dass ein Bedürfnis immer multidimensional und multirelational ist. Bedürfnisse können aus mehr psychischen oder mehr körperlichen oder mehr sozial-kontaktmässigen Gründen vordergründig werden. Sie können auch mehr die körperliche oder die psychische oder die soziale Dimension betreffen, ohne sich dabei vom einheitlichen „Hinter-Grund" des Menschseins loszulösen.

Alle Lebensdimensionen sind stets mitbestimmend. Bereits früher (Maurer, 1993b bzw. 1. Aufl. 1986) wurde dargelegt, dass der Würfel kein „einsamer" Kubus ist, sondern dass er mit seiner sozial-beziehungsmässigen Dimensionsseite in Verbindung mit den ihn umgebenden andern Würfeln steht. Auch die körperliche Seite des Würfelmodells ist von der Körperlichkeit anderer Würfel umgeben. So sind sozialer Kontakt und Körperlichkeit Teile des sich auch in Abhängigkeit dieser Dimensionen stets wandelnden „Selbst". Vom Standpunkt der Gesundheits- bzw. Krankheitslehre aus betrachtet, entspricht „Gesundheit" aus unserer Sicht den zum Würfelmodell integrierten Lebensdimensionen, währenddem Krankheit einem Modell von **erlebnismässig** voneinander **abgespaltenen** Lebensdimensionen entspricht. Wegen der ohnehin bestehenden Gefahr abgespaltener Erfahrens- oder Lebensbereiche bei psychisch und psychosomatisch Kranken ist es von Vorteil, wenn die Integration der verschiedenen Lebensdimensionen durch eine oder dieselbe Therapeutin geschieht, was wir in der Körperzentrierten Psychotherapie IKP anstreben.

Das andere Konzept, das heute häufig in psychiatrischen Institutionen angewendet wird, ist, die verschiedenen Lebensdimensionen durch verschiedene Personen zu behandeln, z. B. die körperliche durch die Physio- oder Bewegungstherapeutin, die Beziehungsstörungen innerhalb der Familie durch die Familientherapeutin; auf verbaler Ebene finden Gespräche statt mit der Gesprächstherapeutin. Schliesslich kommt zum Wohle der spirituellen Dimension noch der Pfarrer in die Klinik. Auch wenn dieses segmentierende Konzept, d. h. diese Verteilung auf mehrere behandelnde Personen, aus praktischen Gründen derzeit vielerorts notwendig sein mag und wohl gute Anstösse geben kann, ist doch nicht zu verkennen, dass die Integration der Gesamtpersönlichkeit, bzw. der das Selbst bildenden Lebensdimensionen, dadurch schwieriger zu erreichen ist, als wenn eine ganzheitlich ausgebildete Körperzentrierte Psychotherapeutin IKP diese Aufgabe übernimmt. Damit möchte ich nicht die Nützlichkeit eines Teams in der Behandlung – vor allem stationär psychisch Kranker – in Frage stellen, aber dennoch anregen, diese Aspekte neu zu überdenken.

6.6.3 Psychisch-geistige Lebensdimension

Gelegentlich wird diese Lebensdimension mit „psychische Lebensdimension" abgekürzt. Damit ist aber immer „psychisch-geistige Dimension" gemeint. Sie umfasst unseren Realitätsbezug, die Einschätzung von uns selber, die Einstellung zum Leben, Ausgeglichenheit oder Stimmungsschwankungen und auch die menschlichen Funktionen von Wahrnehmen, Denken und Fühlen. Die letzteren drei haben wir zusammen mit dem Handeln (vgl. Maurer, 1993a, Abb. 12, S. 38) als allgemeine menschliche Funktionen aus den verschiedenen Seinsdimensionen herausgelöst und Ihnen zusammen mit dem Kreieren übergeordnet.

a.) Salutogramm:

Schwerpunktmässig können wir die psychisch-geistige Lebensdimension in folgende 4 Detailkriterien zusammenfassen:

1. **Realistisches Denken** (Alles bedenken)
   Dies versteht sich im Sinne des ganzheitlichen Denkens, wobei dieses auch einhergeht mit vollem Bewusstsein. Das realistische Denken baut auf der bewussten, projektionsfreien Selbst- und Fremdwahrnehmung auf.
2. **Antrieb, seelische Energie** (Aktivität, Unternehmungslust)
   Diesem Merkmal liegt die Motivation und das „Je-mehr-desto-mehr-Gesetz" (vgl. Maurer, 1993a, Kap. 5) zugrunde. Auch hinsichtlich seelischer Energie finden sich wieder deutliche Querverbindungen zu andern Lebensdimensionen, insbesondere zum Trainingszustand (körperliche Lebensdimension). Eine andere intensive Querverbindung besteht zur sozialen Dimension. So wird z. B. der eigene Antrieb durch Verliebtsein und Freude deutlich gesteigert.
3. **Guter Selbstbezug** (Ich bin okay)
   Mit diesem in Zusammenhang steht die gute Einstellung zu sich selbst, die bejahend ist, aufwertend, selbstwertsteigernd. Dazu gehört das Anerkennenkönnen eigener früherer Leistungen und Handlungen, das Bewusstsein über die eigenen Fähigkeiten und das Benützen derselben, die Organisation der eigenen Bedürfnisse und Fähigkeiten in Abstimmung mit der Aussenwelt und das Einsehen noch nötiger Kompetenzerweiterung, die Fähigkeit, Abwehrmechanismen geeignet einzusetzen etc.
4. **Introversionsfähigkeit** (Innere Wahrnehmungsfähigkeit)
   Es kann hier auch von Introspektionsfähigkeit oder Intraorientierungsfähigkeit gesprochen werden. Introversionsfähigkeit ist wichtig, um Veränderungsprozesse bei sich selber vornehmen und zu den eigenen kreativen Tiefen vordringen zu können.

Die Mehrheit der traditionellen Psychotherapieansätze ist ausgerichtet auf die Charakterisierung von Personen und Entstehungsmodellen von psychischen Störungen im Bereich der **psychischen** Lebensdimension. Ich erinnere an das bereits erwähnte Modell der Psychoanalyse hinsichtlich Bewusstem und Unbewusstem, Ich-/ Es-/Über-Ich und an dasjenige der Verhaltenstherapie betreffend Konditionierung/Dekonditionierung. Im humanistischen Bereich steht vor allem das Konzept der Selbstaktualisierung (z. B. bei Rogers, 1987) im Vordergrund, das besagt, dass Störungen dann entstehen, wenn ich mich nicht so leben kann, wie ich bin, bzw. mich nicht darum bemühe, so zu sein, wie ich aus meiner innersten – nicht bloss momentanen – Natur heraus bin.

Von der kognitiven Psychologie her bekannt ist ferner das wichtige Konzept der eigenen Vorstellungen, die prägend auf das weitere Verhalten und die Ereignisse des Lebens sein können, im Sinne der „self-fullfilling-prophecy".

Die Körperzentrierte Psychotherapie IKP hat einige dieser wichtigen Aspekte der psychisch-geistigen Lebensdimension in ihren Ansatz aufgenommen. Beim einen Menschen bzw. einer bestimmten im Vordergrund stehenden Störung kann der eine oder andere Aspekt besonders hilfreich sein. Erneut möchte ich betonen, dass wir über die psychisch-geistige Lebensdimension hinausgehen und sowohl in der Diagnose als auch in der Therapie die anderen 5 Lebensdimensionen miteinbeziehen.

Ich habe auf das eingehendere Beschreiben der obgenannten Modelle verzichtet, da sie in unserer praktischen Arbeit enthalten sind, also bspw. in den Wahrnehmungsübungen, in der Umstrukturierung des Körpergedächtnisses in Regression, in den Neuorientierungsübungen, im Entwerfen der Zukunftsperspektiven etc.

Neben den obgenannten Konzepten psychischer Abläufe ist auf die **Flexibilität** und **Regenerationsfähigkeit** psychisch-geistigen Seins hinzuweisen bzw. auf Gefahr und Nutzen von Fixierung und Entfixierung (bzw. Shifting) (vgl. z. B. Kapitel 7.3).

Die Regenerationsfähigkeit psychischen Erlebens kann dadurch gefördert werden, dass die Aufmerksamkeit und die energetische Besetzung zeitweise vom Problemfokus abgezogen wird, um an einen anderen Ort derselben Lebensdimension oder in eine andere Lebensdimension verlagert zu werden, so dass ein anderes energetisches Gleichgewicht und Niveau im Menschen entsteht.

Dies ist dann die Voraussetzung, etwas später den Problemkreis unter anderen Bedingungen besser angehen zu können. Die IKP-Shifting-Methode wurde eigens entwickelt, um die beschriebene Regenerationsfähigkeit im psychischen Bereich therapeutisch nutzen zu können.

6.6.4 Spirituell-tranzendente Lebensdimension

Üblicherweise wird auf diese Dimension kaum je zu Beginn einer Psychotherapie eingegangen, sondern eher gegen deren Ende. Die anderen Lebensdimensionen können im Alltag vordringlicher, existentieller werden. Dennoch enthält diese Lebensdimension viele Ressourcen, so dass ihr Einbezug mit zur erfolgreichen Therapie beitragen kann.

In ihr zeigt sich die Fähigkeit des Menschen zur Ruhe, zur Stille, zum Hinfinden zum eigenen wahren Selbst und zu Sinnstiftung im Leben. Sie gibt auch Raum für philosophische Fragen und überblickhaftes Wahrnehmen der Lebens- und Gesamtsituation des einzelnen Menschen und der gesamten Menschheit.

a.) Salutogramm:

Die Merkmale dieser Lebensdimension können in folgende vier Detailkriterien zusammengefasst werden:

1. **Philosophieren** (rationale Sinnstiftung)
   Dabei wird versucht, mittels Denken und logischer Schlussfolgerungen Antworten und Lösungen für die den Menschen herausfordernden Ereignisse zu erhalten wie Tod, Leiden, Katastrophen, Boshaftigkeit etc. Es handelt sich dabei um eine bewusste, rationale (verstandesmässige) Auseinandersetzung.
2. **Meditatives Erfahren**
   Dieser Weg, zu höherem Verständnis zu gelangen, geht über die Intuition und das innere Stillwerden. Dieser Prozess geht weniger über das logische Denken als vielmehr über eine tiefere Bewusstwerdung. Die unter der spirituell-transzendenten Dimension zuerst genannte Form des Philosophierens und die zweitgenannte des mehr meditativen Weges können sich gut ergänzen im Finden der Einheit des eigenen Lebens bzw. des wahren Selbst. Dass der Mensch zum meditativen Erleben fä-

hig ist, hängt mit seiner inneren Struktur, dem „Ur", zusammen. Diese autochthone innere Struktur, zusammen mit dem „Trans", befähigt den Menschen zu religiöser Einstellung und zum Erfahren von seine Erkenntnis übersteigendem Höherem.

3. **Übernehmen, Annehmen oder Stiften von Werten und Normen**
Dazu gehört die Fähigkeit, sich aktuell nach innen zu orientieren, Sinn zu entwickeln für eine persönliche Spiritualität.

4. **Ur-Vertrauen**
„Alles ist oder wird letztlich gut"-Stimmung.

Ähnlich der Einteilung der **psychischen** Dimension bei Freud in **Ich, Es und Über-Ich** kann die **wesensmässige** Lebensdimension unterteilt werden in die Struktur von **Ur und Trans**.

Unter **Trans** verstehen wir all das, was wir mit Normen und Werten bezeichnen könnten: Philosophie, aber auch was im Leben selbst, im Sinne der persönlichen Spiritualität und des Lebenssinns erarbeitet wurde und mit der Zeit zur Struktur (d. h. zu automatisierten Prozessen) geworden ist. So wird auch das Ich-Ideal – eine mehr wegweisende als verbietende Struktur – zum Trans gerechnet.

Funktionell gesehen geben uns **automatisierte bio-psychosoziale Prozesse bzw. Strukturen** Stabilität, Orientierung, Massstäbe des Verhaltens. Einerseits helfen Strukturen, unser Leben zu ökonomisieren, so dass nicht immer neue Entscheidungen für Verhaltensweisen getroffen werden müssen, andererseits sind diese Strukturen als konservative Elemente auch Faktoren, die sich Veränderungsprozessen und neuen Zielsetzungen widersetzen können. Auch das ganzheitliche Denken und der Wert von Ganzheitlichkeit kann eingefrorene Normen- und Verhaltensrichtlinien hier und dort in Frage stellen. Vielleicht darf ich hier kurz ein **Beispiel** aus meinem eigenen Erfahrungskreis anfügen:

Von meiner Grundeinstellung her war ich gegen Schwangerschaftsabbruch. Als Assistenzärztin in der psychiatrischen Poliklinik gehörte es zu meinen Aufgaben, entsprechende Gutachten zu verfassen. In dieser Situation kam es bei mir zu einem Ich-Ideal-/Über-Ich-Konflikt. Ich wollte meinen FMH in Psychiatrie erlangen und gleichzeitig verbot mir eine innere Instanz, „positive" Gutachten, d. h. Schwangerschaftsabbruch bejahende Gutachten, zu schreiben. Ich löste diesen Konflikt, indem ich mir sagte, dass ich versuchen würde, ganz restriktive Indikationen für einen Schwangerschaftsabbruch zu stellen, restriktivere als andere Kolleginnen und Kollegen. So startete ich. Bis mich der folgende Fall erschütterte: Eine 26-jährige, extravertiert und dreist wirkende junge Frau, die sich als Dirne betätigte, erklärte mir bereits in der ersten Sprechstunde: „*Entweder Sie helfen mir, oder ich gehe an einen illegalen Ort, wo es für mich sogar gefährlich werden kann.*" Die Patientin wirkte nicht allzu intelligent und sprach in schnoddrig-ordinärem Ton. Eine Adoption des Kindes konnte sie sich absolut nicht vorstellen. Ich meinerseits konnte mir in keiner Art und Weise vorstellen, wie diese psychisch gestörte Frau mit ihrer bisherigen sozialen Inkonstanz ein Kind alleine auch nur einigermassen normal aufziehen könnte. Ich fühlte mich nicht nur für das Leben des Kindes, sondern auch für dessen Lebensqualität verantwortlich. Damit wurde der Normwert, eine Schwangerschaft nicht abzubrechen, vom Wert, die Wirklichkeit von allen Seiten her zu berücksichtigen und Mutter und entstehendes Kind nicht ins Verderben zu stürzen, überholt. Ein Normwert wurde infolge ganzheitlicherer Sicht durch andere Werte ersetzt. Und davon sind wir ja ausgegangen, dass die lebenslänglich zu erweiternde ganzheitliche Denkweise und Sicht gewohnte Werte, d. h. Teile des Trans (verstanden als Inhalte) in Frage stellen kann.

Ur ist ein Teil der Wesensdimension, der in der klassischen psychoanalytischen Literatur vergeblich gesucht wird. Es handelt sich um eine im Menschen grundgelegte, d. h. autochthone Struktur, die ihm meditatives, existentielles und transzendentes Erleben ermöglicht. Es geht dabei weniger um Rationales, als vielmehr um intuitives Erleben, wobei ich entweder mehr mich selber in meiner Tiefe, meinem Kern erlebe, indem ich in mir selber zentriert bin, d. h. auch im Einklang mit mir, oder indem ich mehr spüre, was mich an Grösserem, als ich selbst bin, umgibt; wie ich auf Höheres bezogen bin.

Das Sich-Einüben im meditativen Sitzen und Sich-Bewegen, oder das Sich-Einlassen in meditative Körperarbeit soll auch dazu beitragen, sich für ein Ur-Erleben bereit zu machen und es zur Struktur des Trans hin durchzuarbeiten und zu festigen.

Die **Inhalte des Trans** tragen zu innerer und äusserer Ausgewogenheit, Unbeirrbarkeit im Erreichen der Zielsetzungen, angemessener Bescheidenheit und gelöster Gelassenheit gegenüber den Wechselfällen des Lebens bei. Das Einssein mit dem eigenen Urgrund verbessert zudem die Ökonomie unserer psychischen Kräfte. Unser Leben erhält so einen mehr harmonisch-spielerischen statt krampfhaft-kämpferischen Charakter.

Ich habe soeben die wesensmässig-spirituelle Lebensdimension nicht nur mit Substantiven oder Verben inhaltlich beschrieben, sondern als Funktion, der auch die Möglichkeit der **Bildung von Strukturen** zukommt und die sich durch ganzheitliches Wahrnehmen und Denken verändern lässt und dadurch erneut ihrerseits auch das Denken wieder verändern kann. Jung weist in diesem Zusammenhang auf die im Menschen anwesende Quelle des Archetypischen hin, das zuerst bewusst werden muss, um integriert zu werden. Bei Freud fehlt die Beschreibung von Archetypischem oder „Ur". In neueren Strömungen der Psychoanalyse wird religiös-transzendentes Erleben – als nicht von vornherein krankhafte Möglichkeit – nicht mehr ausgeschlossen (Kernberg, 1996).

Nicht nur die wesensmässig-spirituelle Dimension kann als Funktion verstanden werden, sondern auch alle anderen Lebensdimensionen können mit Funktionen in Zusammenhang gebracht werden (vgl. weiter unten).

6.6.5 Lebensdimension der Zeit

Die Dimension der Zeit beinhaltet neben dem physikalischen Zeitbegriff auch eine subjektive und eine existentielle Komponente.

Menschen können eine objektiv gleich lange Zeitspanne **subjektiv** unterschiedlich lange erleben. Die „Zeit" scheint an gewissen Orten still gestanden zu sein, vergeht beim ungeduldigen Warten nur schleichend oder zerrinnt im hektischen Alltag wie im Flug.

Eine schamanistische Tradition hat eine spezielle Technik entwickelt, um dieses subjektive Zeitgefühl im therapeutischen Sinn zu verändern. Z. B. wird bei Zeitnot die noch zur Verfügung stehende Zeit in der Vorstellung dermassen gedehnt, dass das Gefühl von genügend Zeit entsteht und somit Handlungsblockaden überwunden werden können.

Um die **existentielle** Komponente der Lebensdimension Zeit deutlicher zu machen, möchte ich zuerst einen Vergleich heranziehen. Es brauchte einige Zeit, bis das Bewusstsein vom „Körper-

Haben" zum „Körper-Sein" in Fachkreisen durchgedrungen war. Daher ist es nicht verwunderlich, wenn auch das Bewusstsein „ich habe Zeit" sich nicht so schnell zur Bewusstwerdung „Ich bin Zeit" weiterentwickeln kann. Wer dieses Bewusstsein erlangt, versteht auch, dass die Zeit eine Lebensdimension *innerhalb* des Anthropologischen Würfelmodells IKP ist.

Weil wir uns in eine äusserlich gegebene, **objektive** Zeit einpassen müssen und dies mittels Armbanduhr auch recht gut schaffen, ist uns der Gedanke, selbst „Zeit" zu sein nicht immer nahe. Und doch sind wir „zeitliche" Kreaturen, was in der Redewendung „sie/er hat das Zeitliche gesegnet" deutlich wird. Die Zeit durchdringt unser ganzes Menschsein. Unsere Entwicklung, unser Reifer- und Älterwerden, unsere ganze Existenz ist ein zeitlicher Prozess. Der Tod eine während des ganzen Lebens tickende Zeitbombe. Wir sind als die Menschen, die wir sind endlich, zeitlich, Zeit. Wir sind Zeit und werden Geschichte. Vielleicht ist uns dies nicht immer bewusst, weil wir den Tod teilweise verdrängen und ebenso den unweigerlichen Alterungsprozess aller Organe.

Zur Zeitdimension gehört auch die **Geschwindigkeit**, das Tempo bzw. der Rhythmus. Es gibt Typen, die sehr rasch sind, entweder eher hastig oder freudig, begeistert, oder aber eher langsam: zum Beispiel eher bedächtig oder resigniert. Zu hastiges Handeln kann zum Beispiel zu Unfällen führen. Es kann also sehr wohl im Interesse eines Menschen sein, sich seines Tempos bewusst zu werden und es zu verändern. Die zeitliche Dynamik eines Menschen hängt ab vom genetisch ererbten Temperament, von seiner Erziehung, dem Klima und vielem anderem mehr.

Wenn wir weniger vom psychotherapeutischen, sondern mehr vom philosophischen Standpunkt aus schauen, liesse sich die Zeit als Detaildiagramm im beschriebenen Sinn in die folgenden vier Kriterien unterteilen:

1. Objektive Zeit (Vergangenheit, Gegenwart, Zukunft) (vgl. 5.4)
2. Subjektive Zeit
3. Geschwindigkeit
4. Existentielle Zeit

Als **Persönlichkeitstypologie** ist es ebenso nützlich, den Bezug des Menschen zu seiner eigenen Geschichte und Zukunft zu erkennen. Das Erleben und Verhalten eines Menschen kann mehr vergangenheits-, gegenwarts- oder zukunftsbezogen sein.

Vergangenheitsbezogener Typ: Er findet sich vermehrt bei Menschen, die depressiv sind oder unter einer Schuldproblematik leiden. Dieses Merkmal ist oft verbunden mit einem Interesse an der eigenen Lebensgeschichte und Geschichtlichkeit überhaupt. So sind Familiengeschichte und Tradition und die Geschichte der Kultur wesentliche Merkmale dieses Menschentypen. Vergangengeitsbezogene Merkmale sind häufiger in Europa als z. B. in Amerika. Die Schwäche dieses Typs ist, die Gegenwart und Zukunft wegen der im Vordergrund stehenden Vergangenheit zu verpassen.

Gegenwartsbezogener Typ: Menschen, bei denen die Gegenwartsbezogenheit verstärkt ist, zeichnen sich aus durch intensives Handeln und Erleben im Jetzt. Leben heisst für sie weniger Nachdenken, Bedenken, Phantasieren, sondern vielmehr Experimentieren. Sie sind, verglichen mit den andern beiden Typen der Zeitdimension, am ehesten Wirklichkeitsmenschen. Einen Teil des wirtschaftlichen Erfolgs verdankte Japan in den 80er Jahren vor allem diesem Prinzip, das zum sofortigen Handeln und Umsetzen in die Wirklichkeit dieser Welt anleitete (Realisieren, Tun – und zwar sofort).

Zukunftsbezogener Typ: Wir könnten hier eher von Möglichkeitsmenschen sprechen, im Unterschied zum obgenannten Wirklichkeitsmenschen. Ich habe diese Begriffe von Walter Pöldinger (1994) übernommen, dessen Publikation über „Wirklichkeits- und Möglichkeitsmenschen" – speziell für Letztere – sehr lesenswert ist. Die zukunftsbezogenen Menschen sind es gewohnt, viel und weit voraus zu planen oder Luftschlösser zu bauen, verschiedenste Pläne zu schmieden. Diese Menschen dürfen nicht verwechselt werden mit den Kreativen, die meist eine ausgewogene Zeitdimension leben, da sie sowohl phantasiereich planen und diese Möglichkeitsprodukte auf dem Hintergrund von Vergangenheitsbezogenheit und gegenwärtigem Experimentieren aktiv in die Gegenwart einbinden können.

Im Sinne des **Salutogramms und Pathogramms** unterscheiden wir in der Lebensdimension der Zeit die folgenden vier Kriterien:

1. Bezogensein auf die **Gegenwart**
2. **Unmittelbare Zukunft,** die sich über Stunden bis Wochen erstreckt
3. **Fernere Zukunft**
4. **Vergangenheit**

6.6.6 Lebensdimension des Raumes

Mit der Bewusstwerdung des Körpers wird auch das Räumliche – ohne das wir nicht leben können – bewusster. Mit meinem Körper nehme ich Raum ein. Ich befinde mich nicht nur in einem Raum, sondern „**ich bin Raum**". Insofern als ich Raum bin, bin ich „Körperinnenraum". Mit letzterem befinde ich mich im „Aussenraum" und kann mir meines intimen Aussenraums, der sogenannten Ellbogenfreiheit, bewusst sein, oder aber meines sozialen Nahraums, wie z. B. am Arbeitsplatz oder im Umfeld, wo ich Bekannten begegne. Wir können auch den sozialen Grossraum unterscheiden, innerhalb dessen wir üblicherweise keine Bekannten mehr antreffen.

Hinsichtlich Persönlichkeitstheorie, aus der Perspektive des Raumes, ist wichtig, ob ich mich als **Zentrum** in diesem Raum erlebe, oder ob ich erlebe, dass das Zentrum des Raumes sich anderswo als in mir selbst befindet. Das Erleben des Mittelpunktes in Bezug auf das Raum-Ganze ist dabei für das Selbstwertgefühl von ebensolcher Bedeutung wie der Bezug zur Schwerkraft bzw. zum **Boden** (Erdverhaftetsein bzw. Grounding).

Als Detaildiagramm im Sinne des Saluto-/Pathogramms lassen sich in der Dimension des Raumes folgende vier Kriterien unterscheiden:

1. **Körperinnenraum**
2. **Intimer Aussenraum** (Ellbogenfreiheit)
   Unter intimem Aussenraum wird gemäss früherer Definition derjenige Raum um die Körperoberfläche verstanden, die mit ca. einer Armeslänge oder je nach Kultur einer Länge bis zum Ellbogen abgetastet werden kann.
3. **Sozialer Nahraum** (Arbeitsplatz, Bekannte)
4. **Sozialer Grossraum** (wo ich nicht mehr bekannt bin und keine Bekannte habe)

6.6.7 IKP-Salutogramme der 6 Lebensdimensionen – Übersicht

Soziale Lebensdimension		Körperliche Lebensdimension	
1. Wir-Gefühl	2. Kommunikativer Ausdruck	1. Flexibler, eutoner Bewegungsapparat	2. Vegetative Eutonie
(Soziales Netz, Du bist okay)	(Extraversion)	in Haltung u. Beweg. (inkl. willk. Nervensys.)	(inkl. Stabilität des veget. Nervensys.)
3. Dem Alter entsprechende Reife	4. Nähe-Distanz-Flexibilität	3. Gesundes Organsystem	4. Intaktes und integriertes Körperwahrnehmen (VAKO) und Körpererleben
(Verantwortung, Erwachsensein)	(Intimität/ Abgrenzung)	(inkl. Gehirn)	

Psychische Lebensdimension		Spirituell-transzendente Dimension (Wesensdimension)	
1. Realistisches Denken	2. Antrieb, seelische Energie	1. Philosophieren	2. meditatives Erfahren
(alles bedenken, guter Realitätsbezug)	(Aktivität, Unternehmungslust)	(Trans)	(Ur)
3. Guter Selbstbezug	4. Introversionsfähigkeit	3. Übernehmen oder Stiften von Werten und Normen	4. Ur-Vertrauen
(Ich bin okay)	(innere Wahrnehmungsfähigkeit)	(Trans)	

Dimension der Zeit		Dimension des Raumes	
1. Gegenwart	2. Unmittelbare Zukunft	1. Körperinnenraum	2. Intimer Aussenraum
(Jetzt)	(Stunden bis Wochen)		(Ellbogenfreiheit)
3. Zukunft	4. Vergangenheit	3. Sozialer Nahraum	4. Sozialer Grossraum
		(Arbeitsplatz, Bekannte)	(wo ich nicht mehr bekannt bin und keine Bekannte habe)

© IKP Zürich
Dr. med. Y. Maurer

Abb. 11. Eine Übersicht über die 6 Lebensdimensionen unter dem in Kap. 6.6.1 bis 6.6.6 besprochenen Aspekt der je 4 übergeordneten und für psychotherapeutische Belange wichtigen Detailkriterien.

6.7 Der in Vaters Geschäft verstrickte Patient: Ein Beispiel für die Ganzheitsdiagnose mittels Saluto- und Pathogrammen

Folgende Darstellung stützt sich auf eine Therapiebeschreibung durch Marcel Augsburger. Es handelt sich um einen 32-jährigen Klienten eines Kleinbetriebs, den dessen Vater aufgebaut hat und leitet.

Auf Anhieb können wir bei der Anamnese der sechs Seinsdimensionen sagen, dass die Wesensdimension mit Sicherheit zu wenig gelebt wird, ebenso die Dimension des Raumes. Es ist recht **leicht**, bei einem Klienten festzuhalten, welche der sechs Dimensionen **zuwenig** gelebt werden bzw. wo zuwenig gesunde Anteile und zuviel Blockierungen, Hemmungen, Einschränkungen sind. Schwieriger wird es, festzustellen, welche der sechs Dimensionen zu **stark** gelebt werden, so dass längerfristige Einseitigkeit entsteht.

Es ist daher von Vorteil, jede Dimension einzeln nach dem oben beschriebenen 4-teiligen Raster durchzugehen, das wesentliche, für den Gesundheitszustand wichtige Inhalte oder Funktionen aufzeigt.

Defizite werden dann mit einem **Pfeil nach unten**, übermässiges Verhalten mit einem **Pfeil nach oben** gekennzeichnet.

Die Psychische Dimension des 32-jährigen Klienten

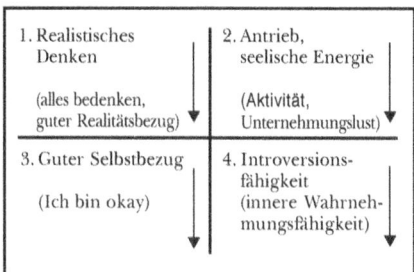

Begründungen zu:

1. Guter Selbstbezug (Selbstliebe)
Der Klient ist zu stark abhängig von seinem Vater und **leidet** wegen ihm.

2. Introversions- und Introspektionsfähigkeit

Ihm fehlt das gefühlsmässige Aufgehobensein in einer intimen Beziehung, die ihn von der Aussenwelt unabhängig machen würde. Er lebt entweder allein oder im sozialen Kontakt. Es fehlt die Zwischenstufe, nämlich in der Gegenwart eines andern Menschen eine introvertierte Aktivität (lesen, kreativ sein) zu vollbringen (vgl. Kapitel 9).

3. Realitätsbezug

Der Klient sieht nicht die gesamte Situation seiner Umgebung. Er ist fixiert auf die Welt seines Vaters, die sich, so wie er berichtet, seit Jahren kaum ändert. Noch immer hilft die Mutter im Betrieb nicht mit, da der Vater sich mit einer Sekretärin des Betriebs befreundet hat. Dieser Zustand ist seit Jahren konstant. Ebenso festgefahren ist die Neigung des Vaters, die Prioritäten weniger im Geschäft zu setzen, als beim Umgang mit interessanten Persönlichkeiten, die er durch die geschäftlichen Kontakte kennenlernt. Dies alles sieht der Klient zuwenig realistisch und lässt sich hinsichtlich Probleme an seinem Arbeitsplatz bzw. im Geschäft des Vaters mit der „Rezession" trösten.

4. Psychische Energie

Er bewirbt sich nicht um eine andere Anstellung, um vergleichen zu können. Ein kleiner erster Schritt, den er von sich aus tut, ist nun, in die Therapie zu kommen.

Gelebte soziale Dimension

1. Wir-Gefühl	2. Kommunikativer Ausdruck
(Soziales Netz, Du bist okay)	(Extraversion)
3. Dem Alter entsprechende Reife	4. Nähe-Distanz-Flexibilität
(Verantwortung, Erwachsensein)	(Intimität/ Abgrenzung)

Begründungen zu:

1. Wir-Gefühl, Gemeinschaftssinn

Nicht dem Alter entsprechende Fixierung auf den Vater, zu Geschwistern, Schwestern

2. Extraversion
Vorhanden

3. Erwachsen, Progressiv
Er hat keine eigenen Ziele und Vorstellungen für seine persönliche Zukunft.

4. Nähe-Distanz-Flexibilität
Abgrenzung: Vermindert hinsichtlich Erfolgsbedürfnissen des Vaters.
Intimität: Diese Ressource wird nicht genutzt

Gelebte körperliche Dimension

1. Flexibler, eutoner Bewegungsapparat	2. Vegetative Eutonie
in Haltung u. Beweg. (inkl. willk. Nervensys.)	(inkl. Stabilität des veget. Nervensys.)
3. Gesundes Organsystem (inkl. Gehirn)	4. Intaktes und integriertes Körperwahrnehmen (VAKO) und Körpererleben

Begründungen zu:

1., 3. und 4.
In diesen Bereichen hat der Klient keine Probleme, er weiss sie im Gegenteil als Ressource zu nutzen.

2. Vegetative Eutonie
In schwierigen oder ungewohnten Situationen: Schweissausbrüche oder eiskalte Hände, die wie blockiert sind, ferner Schlafstörungen. Neigung zu Sympathikotonie.

Gelebte Wesensdimension

Begründungen zu:

1. Philosophieren (in die Person integriertes Ur-Erleben bzw. Trans)
Obschon er sich Gedanken macht über die Sinnlosigkeit seines Lebens und Unzufriedenheit spürt, ist es ihm bisher nicht gelungen, über den Weg seines Intellektes, seiner Ratio sich eine Lebensphilosophie aufzubauen, die ihm sinnvoll erscheinen

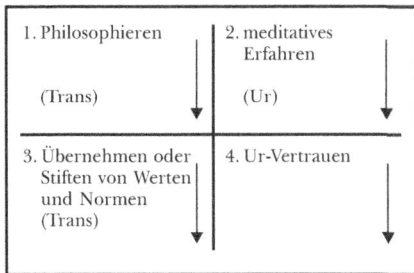

1. Philosophieren 2. meditatives
              Erfahren

(Trans)   (Ur)

3. Übernehmen oder 4. Ur-Vertrauen
   Stiften von Werten
   und Normen
   (Trans)

könnte. Stattdessen zerstreut er sich allabendlich an Veranstaltungen und sucht Sinn in den Aussenangeboten.

2. **Meditatives Erfahren** (dank spiritueller Struktur des „Ur")
Der Klient ist so stark nach aussen orientiert, dass er sich kaum Zeit nimmt, mit sich selbst in Beziehung zu kommen und den inneren ruhenden Pol in sich zu finden. Vielleicht ist seine Extraversion auch teilweise eine Furcht vor dieser Begegnung mit der eigenen inneren Grösse. Da er dieses innere Erfülltsein, das meditatives Erleben bringt, nicht erleben und wahrnehmen kann, bleibt er in einer Art Spannung mit sich selbst und das Gefühl, das Leben sei sinnlos, wird in ihm gefördert.

3. **Übernehmen, Annehmen oder Stiften von Werten und Normen („Trans")**
Er war durchaus fähig, Normen und Werte von seinem Elternhaus her zu übernehmen. Etwas Mühe macht dem Klienten das Stiften neuer Werte, z. B. des Wertes der Eigenständigkeit, auch dann, wenn er feststellt, dass ihn sein Vater durch seine Wünsche ausnützt.

4. **Ur-Vertrauen**
Der Klient ist zwar in seinen sozialen Beziehungen aktiv, nicht aber hinsichtlich seiner beruflichen Karriere. Möglicherweise hält ihn das mangelnde Ur-Vertrauen davon ab, zu riskieren, wie es wäre, wenn er nicht nur in den Spuren seines Vaters gehen würde. Durch die Nutzung der Ressource von 2. (Meditatives Erleben) könnte sich auch sein Ur-Vertrauen verbessern.

Gelebte Zeitdimension

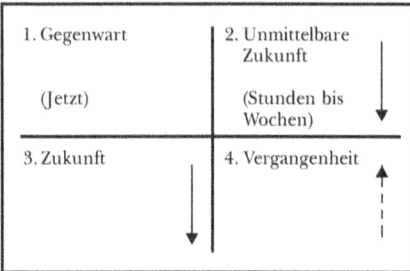

Begründungen zu:

1. und 4.
Er lebt stark, vielleicht allzu stark im Hier und Jetzt und ebenso in der Vergangenheit. Letzteres kommt vor allem in der intensiven inneren Auseinandersetzung mit früheren Beziehungen zum Ausdruck.

2. Unmittelbare Zukunft (Stunden bis Wochen) und

3. (Zukunft)
Der Klient kann seine Zukunftsperspektiven nicht leben, da er sich keine eigenen Visionen für sich selbst und seine Zukunft machen kann. Dies sowohl im beruflichen, als auch im persönlichen, beziehungsmässigen Bereich.

Gelebte Dimension des Raumes

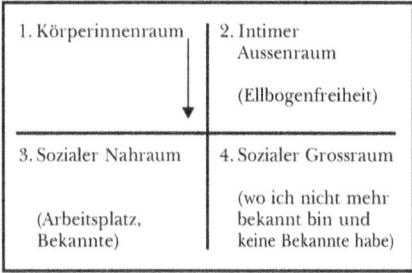

Begründungen zu:

1. Körperinnenraum
Was den körperlichen Innenraum betrifft, hören wir, dass das Wohlbefinden des Klienten diesbezüglich eingeschränkt ist, da

er sich innerlich unruhig fühlt. Dies mag auch mit ein Grund sein, weshalb er nach aussen tendiert.

2. **Intimer Aussenraum (Ellbogenfreiheit)**
Das Leben dieses intimen Aussenraumes ist mangels intimer Beziehung eingeschränkt. Der Klient benützt als gewiegter Tänzer diesen Raum mehr im Sinne der Sportlichkeit als des Orts gefühlsmässiger Geborgenheit.

3. und 4.
Hinsichtlich sozialem Nahraum und Grossraum ist nichts Besonderes zu vermerken; der Klient lebt den sozialen Nahraum und in den Ferien den sozialen Grossraum.

Auswertung unserer differenzierten Dimensionsanamnese und Erstellen einer Ganzheitsdiagnose. Augenfällig ist, dass der Klient in keiner Art und Weise seine Wesensdimension als Ressource zu benützen weiss. Offenbar hat er nur gelernt, extravertierte Ressourcen für sich nutzbar zu machen. Vielleicht gelingt es ihm auch nicht wegen der derzeitig zu starken körperlichen inneren Unruhe. Dann müsste er auf seinem meditativen „Zu-sich-selbst-Kommen" begleitet werden, sei es im Rahmen einer Gruppe oder durch Berührung während einer atemtherapeutischen Sitzung im Liegen im Sinne des EAT® (Exemplarischer Atemtherapieablauf unter Einbezug von Knochenpunkten, vgl. Maurer, 1999a).

Wenn wir bei der Wesensdimension ansetzen, gelingt uns auch ein Shift (Wechsel) aus der zu stark mit Problemen beladenen sozialen und psychischen Dimension (vgl. Kapitel 7). Anschliessend kann zur psychischen oder sozialen Dimension zurückgekehrt werden. Grundlegend scheint bei diesen beiden Dimensionen das Anstreben der Eigenständigkeit durch Abbau eines falschen Wir-Gefühls und Aufbau des Gefühls eigener Lebensberechtigung mit eigenen Zielen, Bedürfnissen und persönlichem Erfolg. Dies muss in Kombination mit einem realistischeren ganzheitlicheren Denken im Sinne einer genaueren Analyse seiner Umgebung und seiner Möglichkeiten im beruflichen und privaten Bereich geschehen.

Nach dieser grundlegenden Therapiestrategie können wir uns fragen, welche Techniken der Gesprächsführung, der emotionszentrierten und körperzentrierten Interventionen am besten zum Angehen der genannten Veränderungsziele geeignet sind. Dies hängt zum einen von den Präferenzkanälen des Klienten ab (vgl.

Maurer, 1993b), zum anderen von der Kreativität der Therapeutin bzw. der des Therapeuten. Die Auswahl von körperzentrierten Techniken kann bekanntlich nicht nach einem Schema erfolgen, da diese sinnvoll in den therapeutischen und strategischen Gesamtplan eingepasst sein müssen.

7 Therapietheorie

7.1 Veränderungstheorien im Überblick

Was die **Zielsetzungen** der Veränderung anbelangt, sind diese
recht unterschiedlich, so dass ich auf diese eingehen möchte, bevor ich die Veränderungstheorie unseres Ansatzes (auch im Vergleich zu anderen Richtungen) darstelle.

Es sind die Vorstellungen des Umgangs mit der Welt und sich
selber, die Vorstellungen über Gesundheit und Krankheit, sowohl
bei den Therapeuten als auch bei den Patienten, die deutlich machen, was sich zu verändern hat und in welche Richtung und wie
dies geschehen soll innerhalb der therapeutischen Beziehung.

Je schwerer die psychisch in Erscheinung tretende Erkrankung
ist, in desto höherem Ausmass beeinträchtigt sie die Bewältigung
des Alltags derart stark, dass die Richtung der Veränderung als
Nahziel klar deutlich wird. Wie bei hohem Fieber dessen Redukti-
on wichtig ist und beim Beinbruch die Wiederherstellung des ge-
brochenen Beines, so ist bei schwer depressiver Symptomatik, die
zu Arbeitsunfähigkeit führt, bei Suizidalität, die das Leben bedroht, bei psychotischer Wahnstimmung, die zu gefährlichem
Verhalten führt, die erwähnte Symptomatik möglichst rasch zu
vermindern. Die Fragen der Lebensphilosophie und der unterschiedlichen Zielsetzungen stellen sich daher vorwiegend dann,
wenn psychisches Leiden nicht mehr existentiell, aber immer noch
beeinträchtigend ist.

Es gibt auch Zielsetzungen höherer Ebene, die Grundsätzli-
cheres, Überdauerndes anvisieren, wie z. B. die Weiterentfaltung
in sämtlichen, vor allem den am wenigsten gelebten, Lebensdimensionen. In der Gesprächstherapie nach Rogers gehört dazu z. B.
die „Selbstaktualisierung".

Auch die Zielsetzungen der Klientinnen und Klienten sind sehr
unterschiedlich. Ich will nur einige extreme Standpunkte erwähnen, etwa ausgehend von inneren Einstellungen: Ein Leben der

Pflichterfüllung und der Verantwortungsübernahme, auch z. B.
für die hilfloser werdenden Eltern einerseits, oder aber ein Leben
der Selbstentfaltung, der Individuation, des eigenen Kreativseins
andererseits; oder die Zielsetzung ist: Eingebettetsein in gute, konstruktive Beziehungen, oder aber ein Leben führen, das mehr
äussere oder materielle Werte betont, z. B. ein eigenes schönes
Haus zu besitzen, viel zu reisen, um die Welt zu sehen etc. Bei diesen persönlichen Zielsetzungen kann es sich auch um mehr Handlungskompetenz oder Erfahrungsfreiraum handeln. Zielsetzungen
verändern sich aber auch häufig im Verlaufe des psychotherapeutischen Prozesses.

Bei aller Vielfalt sind sich die verschiedenen Psychotherapierichtungen darin einig, dass letztlich Psychotherapie zu einer **Veränderung** führen muss, weil sonst keine Fortschritte in Richtung
psychischer Gesundheit gemacht werden können.

Eine weitere Übereinstimmung unter den verschiedenen Psychotherapierichtungen besteht darin, dass dieser Veränderungsprozess innerhalb einer therapeutischen Beziehung, zumeist in
der therapeutischen Zweierbeziehung zwischen Therapeut und
Patient/Klient zu erfolgen hat, wobei auch andere Settings möglich sind, wie z. B. zusammen mit dem Therapeuten innerhalb einer Gruppe, unter Einbezug der Familie oder des Partners.

Je nach Psychotherapieansatz wurden verschiedene Theorien
der Veränderung vorgeschlagen.

Wenn auch Einigkeit darüber herrscht, dass sich Veränderungen der Befindlichkeit und des Verhaltens zeigen müssen, damit
von nutzbringender Psychotherapie gesprochen werden kann, so
sind sich die verschiedenen Psychotherapierichtungen **nicht** einig,
wie diese Veränderungen sein sollen und wie diese zu **erreichen**
sind. Diese Uneinigkeit hat mit den unterschiedlichen Menschen-
und Krankheitsmodellen zu tun.

Wenn wir die vier grossen Psychotherapierichtungen mit ihren vielen Untergruppen und Schulen betrachten, können wir
zusammenfassend sagen, dass bei den **tiefenpsychologischen
Therapien** im Sinne der Psychoanalyse (Freud), der analytischen
Therapie (Jung) und in gewisser Hinsicht auch bei der Charakteranalyse (Reich) der Veränderungsprozess durch freies Assoziieren, Deuten und Übertragungs- und Widerstandsanalyse erfogt,

um unbewusste lebensgeschichtliche Zusammenhänge und alle Verhaltensmuster zu verdeutlichen. Da nicht alle Störungen duch Verdrängung entstehen, sind die genannten Techniken nur dann anzuwenden, wenn es sich wirklich um **ins Unbewusste verdrängte Inhalte handelt, die zur Störung beigetragen haben.** Weil die tiefenpsychologischen Therapien die Interaktion zwischen Therapeut und Patient im Rahmen des Prozesses von **Übertragung und Gegenübertragung** für das Wichtigste halten, erfolgt nach ihnen Veränderung vor allem innerhalb der Therapiestunden.

Vor allem **humanistisch orientierte Therapien** gehen im Unterschied dazu davon aus, dass nicht nur durch Kommunikation Veränderung gelernt werden kann, sondern auch durch eigenes Einüben, weshalb sie für die Zeit zwischen den Therapiestunden öfters „Hausaufgaben" erteilen.

Die **verhaltenstherapeutisch orientierten Therapien** gehen vorwiegend von der Lernbarkeit psychischer Erkrankungen aus und sehen daher wirksame Veränderungsprozesse mittels Techniken der Stimuluskontrolle, z. B. systematische Desensibilisierung, der Reizüberflutung (Flooding), des Modelllernens, des Umlernens, der Selbstkontrolle etc. Bekanntlich sind Phobien auf bestimmte Situationen oder Objekte gerichtete Ängste, die mit verhaltenstherapeutischen Techniken besonders gut und rasch behandelt werden können. Es liegen also gewissen psychischen Störungen, aber nicht allen, Konditionierungsmechanismen zugrunde, die auf eine Reizkonfrontation (Desensibilisierung, Exposition, Flooding) gut ansprechen. Meine Erfahrung ist allerdings: je länger Phobien bestanden haben, desto schwieriger ist es, sie – selbst mit den genannten Techniken – zu heilen (vgl. Maurer, 1975b und 1976b).

Eine weitere Gruppe stellen die **kommunikationsorientierten Therapien** dar, die von der Grundannahme ausgehen, dass psychische und psychosomatische Störungen durch gestörte aktuelle Kommunikation im zwischenmenschlichen Bereich (und **nicht** primär durch frühere Beziehungsstörungen des kranken Individuums im Sinne der Tiefenpsychologen) entstehen und dass daher der **Veränderung der Kommunikationsweise**, vor allem innerhalb von Paarbeziehungen und Familien, Aufmerksamkeit geschenkt werden muss. Zu diesen Ansätzen gehören die Kommunikationstherapie nach Watzlawick, diejenige nach Haley, nach Satir, und unter dem Aspekt der Eigenkommunikation könnte man in diese Gruppe auch die Hypnotherapie nach Erikson zählen. Die Methoden der kommunikationsorientierten Therapien bestehen im Untersuchen und Aufzeigen, aus welcher Haltung heraus in welcher Ein- oder Mehrdeutigkeit und mit welcher Zielsetzung Interaktionen (Gespräche, Gestik, Mimik, kommunikative Handlungen etc.) erfolgen.

Mit kommunikationsorientierten Therapien darf nicht verwechselt werden, dass jede Psychotherapieform auf einer zwischenmenschlichen Kommunikation beruht. Sonst handelt es sich nicht um Psychotherapie, sondern um Eigentherapie. Meistens haben die Menschen diese bereits versucht, bevor sie sich der Hilfe einer Fachfrau bzw. eines Fachmannes bedienen und sich in eine „Psychotherapie" begeben.

Schliesslich gibt es eine ganze Menge von Therapieschulen nach dem **Existenz- und Erlebnisorientierten Ansatz,** so die Logotherapie (Frankl), die klientenzentrierte Gesprächspsychotherapie (Rogers), die Gestalttherapie (Perls), teils die Bioenergetik (Lowen), die Fokusing-Therapie (Gendlin), die Integrative Therapie (Petzold). Diesen allen gemeinsam ist, dass deren Vertreterinnen und Vertreter der Ansicht sind, dass Veränderungen nur durch **gefühlsmässiges Erleben** entstehen können. Ihre Settings therapeutischer Beziehungen und ihre Interventionen und Techniken sind daher so angelegt, dass in den Therapiestunden gefühlsmässige Erlebnisse betreffend der Problemkreise entstehen können. Bei den einen dieser Techniken sind diese Erlebnisse schwächer, bei den anderen stärker. In der Logotherapie nach Frankl werden die Erlebnisse vor allem um existentielle Fragen herum ausgelöst, wie z. B. Sinn des Lebens, Berührtwerden durch menschlichen Einsatz und Grösse; bei der Gestalttherapie um das beziehungsmässige Verhalten herum.

Wir könnten eine weitere Gruppe bilden und sie die **spirituellen oder transzendenzorientierten Therapien** nennen. Diese Therapieformen gehen davon aus, dass menschliche Gesundheit mit der Möglichkeit zusammenhängt, über sich hinauszuspüren, sich mit einem höheren Ganzen verbunden zu fühlen. **Verän-**

derungen sollen daher durch diese **Kontaktaufnahme** entstehen, die **über das Individuum hinausweist** oder zumindest über sein Alltagsbewusstsein.

Bei genauer Betrachtung der obgenannten Veränderungstheorien erkennen wir, dass sie **unterschiedlichen Dimensionen** angehören (z. B. die tiefenpsychologische Veränderungstheorie der psychisch-geistigen Dimension, ebenso diejenige der Gestalttherapie, allerdings mehr emotions- als intellektzentriert, diejenige der kommunikationsorientierten Therapien der sozialen Dimension, diejenige der existenzorientierten und spirituellen Therapien der spirituell-transzendenten Dimension etc.).

Auch hinsichtlich Veränderungstechnik können die obgenannten Veränderungstheorien in verschiedene Arten eingeteilt werden: mehr verbale oder nonverbale, mehr auf Erkenntnis oder Handlung, auf Erleben oder Kreativsein bezogene.

Welcher Veränderungstheorie bedient sich nun die Körperzentrierte Psychotherapie IKP, die grundsätzlich einem existenz- und erlebnisorientierten Ansatz entspricht und sich mit ihrem Menschenmodell und ihrer Gesundheits- bzw. Krankheitslehre als ganzheitlich-integrativ versteht?

7.2 Multidimensionale und multimodale ressourcen- und reparativorientierte Veränderungstheorie IKP

Da unser Menschenmodell multidimensional und hinsichtlich Kommunikationsweise multimodal (sämtliche Wahrnehmungs- und Sinneskanäle miteinbeziehend) ist, weist die Körperzentrierte Psychotherapie IKP auch eine multidimensionale sowie eine multimodale Veränderungstheorie des menschlichen Verhaltens (inkl. Erlebens) auf. Sie bedient sich also – verglichen mit den obgenannten Veränderungstheorien und -techniken – **nicht nur einer** Lebensdimension und **einer** Veränderungsart, sondern mehrerer. Sie hält zudem mit der reparativen und/oder ressourcenmobilisierenden Körpergedächtnisrestrukturierungstechnik sowie dem ressourcenmobilisierenden Shiften neue Veränderungsmethoden bereit.

7.2.1 Veränderung in verschiedenen Dimensionen über praktische Anfangshilfen und Aktivieren defizienter Bereiche

Wenn wir davon ausgehen, dass jede Störung eine andere Entstehungsursache hat, also auch aus irgendeiner der sechs Lebensdimensionen des Anthropologischen Würfelmodells IKP oder potenziert durch mehrere derselben entstanden sein kann, wird auch deutlich und ist logisch, **dass Veränderungen auf vielen verschiedenen Ebenen nötig sein können**, also nicht **nur** auf der tiefenpsychologischen, **nur** der verhaltensorientierten, der kommunikationsorientierten, der erlebnisorientierten, der spirituellen etc. Die Körperzentrierte Psychotherapie IKP bietet daher nicht nur die Möglichkeit, auf den genannten Ebenen Veränderungen herbeizuführen, sondern fördert durch ihr ganzheitliches Denken und das Anthropologische Würfelmodell IKP auch die Kompetenz, zuerst herauszufinden, in **welcher** Seinsdimension bzw. auf welcher Ebene derselben die Entstehung bzw. die Veränderung schwerpunktmässig anzusiedeln ist. Besonders in der heutigen Zeit, wo der Trend in Richtung Kurztherapie geht, ist es wichtig, möglichst zu Beginn der Behandlung in dem Lebensbereich mit anzusetzen, in dem am raschesten hilfreiche Veränderungen erwartet werden können.

Nach dieser Ganzheitsdiagnostik richten wir unsere Aufmerksamkeit nicht primär darauf, zu dekonditionieren, Unbewusstes bewusst zu machen, Kombination zu verbessern. Wenn wir das täten, könnte der Hinweis berechtigt sein, dass ein und derselbe Therapeut doch nicht alle Techniken gleichzeitig gut beherrschen könne. Wir richten unsere Aufmerksamkeit **und** die Aufmerksamkeit der Patientinnen und Patienten zunächst (d. h. nach der sogenannten Einstiegshilfe) schwerpunktmässig, im Sinne einer Bewusstseinsarbeit, auf die verschiedenen Lebensdimensionen. Unsere klinische Erfahrung zeigt, dass unsere Patientinnen und Patienten uns dabei gut folgen und selber erklären können, wo eine Lebensdimension zu kurz kommt. Durch diesen Prozess und die darauffolgende Aktivierung von Lebensdimensionen gelangen sie **aus der Opfer- in die Handlungsposition**, das heisst, sie fühlen sich ihrem Schicksal nicht mehr hilflos ausgeliefert, sondern sehen einen Weg zu möglicher Veränderung. Gerade weil sich die

Veränderungsmöglichkeiten und -notwendigkeiten oft innerhalb **verschiedener** Lebensdimensionen zeigen, entsteht einerseits Hoffnung, die den Veränderungsprozess beflügelt, andererseits verstärken sich die kleinen Veränderungen in den verschiedenen Lebensdimensionen gegenseitig, so dass Veränderungen möglich werden bzw. wir in unseren Therapien weniger häufig „Widerstände" erleben.

Näheres zur Methode der Aktivierung bestimmter Anteile von Lebensdimensionen wird im Kapitel 7.3 beschrieben.

Neben diesem ressourcenorientierten Veränderungsansatz kommen – falls dies noch nötig ist – integrierende und erlebnisorientierte Arbeitsweisen zur Anwendung (inkl. Traumarbeit, vgl. Maurer, 1993a).

7.2.2 Veränderung durch liebevollere Beziehung zu sich selbst

Je wohlwollender meine Beziehung zu mir selbst in meiner Ganzheit ist und je ganzheitlicher meine Beziehung zu anderen ist, desto gesünder bin ich.

Bereits Goldstein (1971) betonte die Wesentlichkeit der Selbststeuerung, der Beziehung zu sich selbst. Aus ihr leitet sich erst die Möglichkeit ab, sich der bisherigen Entfaltung verschiedener Lebensdimensionen bewusster zu werden. Sie ist auch Grundlage für die Bereitschaft bzw. die Motivation für eine Psychotherapie, die Raum und Zeit für eine Intro- und Extraspektion und der daraus ableitenden Erfahrungs- und Kompetenzerweiterungen schaffen soll.

7.2.3 Erlebens- und Verhaltensveränderungen durch Aktivierung und Veränderung von Gedächtnisinhalten

Bekannt ist, dass über die Methode des **freien Assoziierens** Gedächtnisinhalte von früher wieder **bewusst** gemacht werden können.

In neuerer Zeit ist bekannt geworden, dass Gedächtnisinhalte, die mit aktuellen Störungen im Zusammenhang stehen, **gezielter** über das **Körpergedächtnis** wieder ins Bewusstsein treten können.

Die Arbeit über das Körpergedächtnis wird häufig verbunden mit Entspannung und Regression. Es müssen nicht immer problematische Inhalte sein, die wieder bewusst gemacht werden, sondern es gehört zu unserem ebenfalls ressourcenorientierten Ansatz, dass auch über bildhaftes Erinnern, mittels Kurzregression in Entspannung, bewusst gemachte **positive Inhalte** hilfreich sein können. Sie können z. B. das Selbstbewusstsein stärken, Vertrauen in zwischenmenschliche Beziehungen wieder heben, charakterliche Stärken wie Durchhaltevermögen, Einsatzbereitschaft, Lerneifer oder die Hoffnung auf eine mögliche Problemlösung, aktivieren. Die klinische Erfahrung hat uns ferner gezeigt, dass – in Entspannung und Kurzregression – Gedächtnisinhalte, Szenen und Bezugspersonen von früher den damaligen persönlichen Bedürfnissen entsprechend **neu** erlebt werden können, so dass sich Gedächtnisinhalte **verändern**. Dieser methodische Ansatz ist neben den anderen genannten Veränderungsmethoden besonders bezeichnend für die Körperzentrierte Psychotherapie IKP.

Zunächst möchten wir aber darlegen, wie in der Körperzentrierten Psychotherapie IKP alte Erinnerungen multidimensional und multimodal hervorgerufen werden.

7.2.4 Recall-Methode

Multidimensional therapieren heisst, dass die Aufmerksamkeit auf jede einzelne Lebensdimension gerichtet und diese zurück in die Vergangenheit verfolgt wird. Das heisst, es wird bspw. nicht nur die frühere Beziehung zu Vater oder Mutter ins Blickfeld des Bewusstseins genommen, sondern bspw. auch die Dimension der Zeit bzw. das Verhältnis zur Zeit, zum Ausgangspunkt von Wiedererinnerungen gemacht, wobei über diesen Weg auch andere Erlebnisse beziehungsweise Gedächtnisinhalte betreffend Vater oder Mutter plötzlich wieder bewusst gemacht werden können.

Multimodal heisst, dass entlang der verschiedenen Sinneskanäle gesucht wird, z. B. über bildliche Erinnerungen (z. B. „wie sah die erste Uhr aus?"), oder über akustische Erinnerungen (beurteilende, lobende, verurteilende Sätze von Vater oder Mutter hinsichtlich Pünktlichkeit, Geschwindigkeit etc.). Häufig lassen wir die Patienten die frühere elterliche Wohnung oder das Schulzimmer wieder bildlich vor sich erscheinen, in Details inklusive Farben, Formen, Atmosphäre, in Szenen wie bspw. derjenigen des gemeinsamen Mittags- und/oder Abendessens besonders intensiv wiedererinnern. Dies wird dann vertieft durch Zusatzaufforderungen, wie z. B. das dadurch entstandene Gefühl zu verstärken. Gelegentlich tauchen dabei auch Gefühle im Körper auf, die wir ebenfalls verstärken lassen, da diese zu erinnerbaren Erlebnissen führen können. Diese Arbeit nennt sich „Bewusstwerdung über das Körpergedächtnis". Die hier skizzierte Technik ist nur dann erfolgreich, wenn sie auf das Individuum abgestimmte Massarbeit darstellt. Das heisst, sie muss eingeübt werden, und je erfahrener eine Therapeutin oder ein Therapeut darin wird, desto sicherer kann sie den Patienten zur Wiedererinnerung führen. Dabei sind im Sinne eines Interaktionsprozesses Mimik, Gestik, Stimme, Haltung – das heisst, verbale und nonverbale Äusserungen der Patientinnen und Patienten – mitzuberücksichtigen.

Alte Gedächtnisinhalte können also gemäss Körperzentrierter Psychotherapie IKP nicht nur durch das freie bzw. das verbale Assoziieren (Psychoanalyse), sondern noch präziser durch die Gedächtnisinhalte begleitenden Erlebnisse und Ereignisse wiedererinnert werden. Das heisst, Wiedererinnern ist durch sämtliche mitgespeicherten Sinneseindrücke (inkl. Bedeutungsgehalt) möglich.

Um diese Zusammenhänge hat sich die in der neurophysiologischen Forschung tätige Ärztin Frau Prof. Dr. med. Martha Koukkou-Lehmann bemüht:

„Gedächtnisexperimente mit sprachlichem und nicht-sprachlichem Material zeigen, dass nicht nur das eingeprägt und wiedergegeben wird, was im Experiment angeboten wurde, sondern stets auch – und das mit oder ohne Absicht – die gesamte Umgebung, in der gelernt wurde. Mit anderen Worten, die Kodierung der Information im Langzeitgedächtnis und ihr Abruf sind kontextabhängig. Eine Erinnerung ist nur dann erfolgreich, wenn der Kontext oder grosse Teile des ursprünglichen Kontexts der Kodierung in Realität oder in der Vorstellung wiederhergestellt werden. Auch der funktionelle Hirnzustand und der emotionale Zustand des Lernenden gehören zum Einprägungskontext, weshalb in der Regel korrekte Wiedergabe an den ursprünglichen Zustand gebunden ist. Das ist in der Literatur als zustandsabhängiges Lernen und zustandsabhängige Erinnerung bekannt (z. B. Eich 1986; vgl. Koukkou & Lehmann, 1980, 1993, Lehmann & Koukkou, 1990)." (Koukkou, 1998 2.4.).

Wenn Sigmund Freud den heutigen Stand der Neurophysiologie zur Kenntnis hätte nehmen können, würde er wohl das, was er damals als *Übertragung* bezeichnet hatte, nun neu aus neurophysiologischer Sicht in Zusammenhang bringen mit *kindlich-regressivem Verhalten, als aktiviertem Einprägungskontext* der zur Wiedererinnerung beitragen kann. Er würde wahrscheinlich im neuen Wissen um diesen „state-dependent-recall" (zustandsabhängiges Lernen und Erinnern) diesen Kontext in der Therapie wie wir möglichst **genau** reproduzieren wollen, anstatt nur über eine doch recht unspezifische Übertragungsneurose zu arbeiten.

7.2.5 IKP-Recall-Change-Methode

Die Möglichkeit präziser **Bewusstmachung** alter Gedächtnisinhalte (nicht generell, sondern im Zusammenhang mit bestimmten Störungen) gewinnt noch an Bedeutung, wenn angenommen wird, dass Verhalten (im Sinne von wahrnehmen, denken, fühlen, handeln) auf Gedächtnisinhalten (ob bewusst oder unbewusst) beruht.

„Menschliches Verhalten (Denken, Emotionen, Handlungen) stellt die jeweiligen Ergebnisse der ständigen, dynamischen und parallelen Interaktion des Individuums mit seinen externen Realitäten und mit einer internen Realität dar. ... (Es gründet auf der) Summe des erworbenen und im Gehirn des Individuums gespeicherten Wissens über das Selbst, über seine Realitäten und über die Beziehungen, die zwischen dem Selbst und seinen Realitäten bestehen. ... Durch die dynamische Interaktion mit den Realitäten erwirbt der Mensch Wissen über die Charakteristika der Realitäten, in denen und mit denen er und sie geboren wird und lebt, und parallel benutzt er und sie dieses Wissen, um das Verhalten zu gestalten." *(Koukkou, 1998, Kap. 2.1)*

Wenn Verhalten also auf Gedächtnisinhalten beruht, ist der Gedanke, Gedächtnisspuren zu verändern, revolutionär! Die klinische Erfahrung (Maurer, 1992) und die neurophysiologische Forschung (siehe nachfolgendes Zitat) weisen aber genau auf diese Möglichkeit hin.

„Damit ist klar, dass nicht der funktionelle Hirnzustand derjenige ist, der das Verhalten koordiniert und steuert, sondern es tun dies die Inhalte des ‚Gedächtnisspeichers', das heisst, das Wissen, das während ähnlichen Zuständen erworben wurde und durch die Organisationsform des neu-

ronalen Netzwerkes zugänglich (aktiviert, benutzbar) ist. Das führt zu der Hypothese, dass, wenn die Inhalte eines gegebenen ‚Speichers' sich ändern, auch das daraus kreierte Verhalten einschliesslich psychische Funktionen sich ändern werden." (Koukkou, 1998, 2.5.)

Es steht fest, dass unsere **Gedächtnisinhalte** im Verlaufe des Lebens und durch das Leben selbst **immer wieder umstrukturiert** und verändert werden. Dies fällt jedem auf, der eigene frühere Tagebucheinträge wieder durchliest. Wenn die Veränderung von Gedächtnisinhalten mit zum Leben gehört, ist nicht einzusehen, weshalb durch die therapeutische Interaktion in der Psychotherapie Gedächtnisinhalte nicht auch so umstrukturiert werden können und dürfen, wie sie den einstigen und heutigen Bedürfnissen der Patientinnen und Patienten besser entsprochen hätten respektive entsprechen würden.

Wenn bspw. der Wunsch, sich zu vernichten, Suizid zu begehen vordergründig ist, weil zu wenig Erinnerungsspuren das Gefühl von „Geliebtwerden" aufweisen und derartige Gedächtnisinhalte durch Veränderung der Vater- und Muttererinnerungen zu liebevolleren Gedächtnisinhalten umgewandelt werden können, so dass akute Suizidalität verschwindet, ist dies als ethisch genau so gut zu werten, wie wenn ein gebrochenes Bein von einem Chirurgen operativ behandelt oder mit einem Gips versehen wird. Wichtig scheint mir in diesem Punkt die Transparenz, d. h., dass die Patientinnen und Patienten genau wissen, was möglich ist und sich dazu äussern können, ob sie dies wollen oder nicht. Wir wissen heute, dass Gedächtnisinhalte durch übliche **gesprächsmässige** Interaktion – gerade wegen des mangelhaften zustandsabhängigen Wiedererinnerns – kaum verändert werden. Verändert wird bestenfalls der persönliche Umgang damit.

Wenn Gedächtnisinhalte zu therapeutischen Zwecken umstrukturiert werden sollen, ist es **nicht** sinnvoll, irgendwelche Gedächtnisinhalte im Sinne der freien Assoziation zu mobilisieren, sondern nur diejenigen, die zu problematischem Verhalten führen. Wir haben am IKP Techniken entwickelt, um spezifisch auf eine Veränderung von früheren, ungewünschten Gedächtnisinhalten einwirken zu können (vgl. Maurer, 1992). Auch hinsichtlich diesem punktuellen Rückgriff auf die biographischen Gedächtnisinhalte hat sich die Arbeit mit dem Körpergedächtnis bewährt.

Durch das oben Gesagte wird die über Jahrzehnte gepriesene *Übertragung* deutlich entmystifiziert und als ein doch relativ unspezifisches Hilfsmittel, um zu besseren Erinnerungen zu gelangen, enthüllt. Es ist auch zu überlegen, was dies für Therapeutinnen und Therapeuten bedeutet, die sich bisher als „Übertragungsobjekt", als für die Therapie und deren Erfolg unentbehrlich, erlebt haben.

Dass Verhaltenstherapie bei **phobischen** Störungen recht gut wirkt, hat offensichtlich damit zu tun, dass sie es versteht, ein zustandsabhängiges Erinnern (Arbeit mit den Phobikern vor Ort) und eine tatsächliche Umstrukturierung der alten Gedächtnisinhalte zu bewirken.

Bei anderen Störungen, bei denen das zustandsabhängige Wiedererinnern mehr über das Körpergedächtnis als über die Vorstellung gehen muss, greift die verhaltenstherapeutische Technik zu kurz bzw. müsste diese im Sinne einer methodenintegrativen Erweiterung mehr körperzentriertes Wissen und Können einbeziehen.

7.3 Die „Shifting-Methode" zwecks Ent-Fixierung und Ressourcenaktivierung

Ein weiterer Eckpfeiler der Veränderungstheorie der Körperzentrierten Psychotherapie IKP ist Ent-Fixierung bzw. die Ressourcenaktivierung. Ressourcen werden oft durch das traumatisierende Ereignis, die vordergründig mehr psychische, körperliche oder beziehungsmässige Symptomatik primär blockiert statt aktiviert. Es ist, als ob einem Menschen, der sich bio-psycho-sozial in einer misslichen Situation befindet, zusätzlich verschiedene „Ressource-Türen" zuschlagen würden. Er mag dann auch nicht mehr um Hilfe bitten, zu anderen Menschen hintreten, nicht mehr meditieren, künstlerisch tätig sein, Musik hören oder musizieren, malen, reisen etc. Ich führe dies auf das Phänomen der Fixierung zurück.

Unter **Fixierung** wird das innere Einfrieren einer aktuellen „elenden" Lebens- und Gefühlssituation verstanden. Dabei wird die Möglichkeit, irgendeiner Veränderung in irgendeiner Lebensdimension nicht mehr für möglich gehalten oder abgelehnt, sei dies bewusst oder unbewusst. Die Einschätzung der Situation und das aktuelle Erleben werden im Gegenteil generalisiert: für immer, nie mehr, alle, niemand, alles verloren, nur ich, alle andern, für immer sinnlos.

Dieser psychische Zustand setzt physiologische Mechanismen mit starker Sympathikotonie (Alarmreaktion) und nachfolgender starker Parasympathikotonie (Erschöpfungsreaktion) in Gang, die vom Körperlichen her die Gefühle Hoffnungslosigkeit und Hilflosigkeit einfrieren lassen.

Diese psychophysischen Mechanismen führen zu unangenehmen Interaktionen mit der sozialen Umgebung, deren Reaktionen das Selbstwertgefühl meist noch mehr schwächen, was die Generalisierung und damit die Fixierung nur noch verstärkt.

Fixierung heisst auch, dass plötzlich nur der Ort der Störung von Bedeutung ist und dadurch das Leben sämtlicher Seinsdimensionen sich einengt, fokussiert, und dadurch, wenn dies **längerfristig** dauert, zu weiteren Komplikationen und Sekundärstörungen führt. Ich habe anderweitig auch darauf hingewiesen, dass das direkte Eingehen auf die Störung (zum Beispiel bei einer Paarproblematik) die Angelegenheit nur noch verschlimmern kann, weil diese subjektiv noch zentraler wird und sich dadurch verstärkt.

Die pathologische Fixierung ist also ein vernetzter bio-psychosozialer Prozess.

Weil viele psychischen und psychosomatischen Störungen mit dem hier skizzierten Fixierungsmechanismus verbunden sind, erachten wir die Berücksichtigung und Aktivierung aller 6 Lebensdimensionen als sehr wichtig. Diese Aktivierung kann mehr von innen heraus durch das Erspüren lassen und Wecken von Bedürfnissen erfolgen oder weil dies nicht immer möglich ist durch Vorgaben von aussen, die zu innerem Erleben führen.

Die Körperzentrierte Psychotherapie IKP arbeitet daher nach der Symptomerleichterung durch Anfangshilfen, die in den ersten paar Stunden stattfindet, zunächst an der Ent-Fixierung, das heisst an der Mobilisierung eigener Ressourcen bzw. innerer (nach innen oder aussen wirksam werdender) Heilkräfte.

Gemäss der obigen Beschreibung kann dies in Richtung sportlicher Aktivität, Entspannungsübungen, Körpererleben, Meditation, künstlerischer und sozialer Aktivitäten etc. gehen. Dabei wird oft an früheres, nützliches Ressourceverhalten angeknüpft. Nach dieser Ressourcenaktivierung bzw. Ent-Fixierung durch aktives Shiften werden je nach ganzheitlicher Dimensionsdiagnostik die Methoden bzw. Techniken angewendet, die zur Behebung der

Symptomatik bzw. zur Persönlichkeitsstärkung oder -entwicklung
am besten geeignet sind.

Aktives bzw. bewusstes Shiften in Therapiesituationen und im
Alltag heisst, von **einer** Lebensdimension in eine **andere** oder **innerhalb** einer Lebensdimension zu wechseln. Dies setzt Kräfte
frei, die für Problemlösungen benötigt werden.

Eine Erklärung für dieses Phänomen ist, dass die gesamte
menschliche Physiologie auf Aktivität und Erholung angelegt ist,
und dass auch im psychischen und sozialen Bereich *Dauerbelastun-
gen* gesundheitsschädigend sind, währenddem das *Hin und Her
zwischen der Zuwendung zu einem Problem und der Fähigkeit, sich vom
akuten Problembewusstsein wieder zu distanzieren, um sich anderem zu
widmen, um dann erneut zum Problem zurückzukehren, wenn es noch
nötig ist*, gesundheitsförderlich ist.

Mit dieser Ent-Fixierung bzw. Energie- und Ressourcenaktivierung im Zusammenhang steht auch das von Maurer (1993a,
Kap. 5) beschriebene „Je mehr desto mehr und je weniger desto
weniger"-Energieprinzip. Wegen der Tendenz zur Fixierung und
des dadurch bedingten Abzugs der Lebensenergie aus möglichen
Ressourcen kommt es im Verhalten öfter zu vermehrter Schonung,
wo doch Stimulierung besser wäre. Zu dieser Stimulierung anzu-
regen ist dann Aufgabe der Therapeutin oder des Therapeuten.

Zur Stabilisierung der durch Shiften erreichten Entfixierung
legt die Körperzentrierte Psychotherapie IKP starken Wert auf
die Kommunikation der Patienten mit sich selbst. In der Bewusstmachung des inneren Sprechens (Dialog) mit sich selbst sieht sie
die allergrösste der Ressourcen. Diese Selbst-Kommunikation findet auf der haltungsmässigen, der gefühls- und stimmungsmässi-
gen Ebene statt .

7.4 Die multidimensionale IKP-Prozessmethode

Wie bereits früher näher beschrieben (Maurer, 1990 und 1993a)
gibt es in der schwerpunktmässigen Ressourcenaktivierung der 6
Lebensdimensionen eine oftmals sehr hilfreiche Reihenfolge. Diese ist keineswegs strikt, sondern lässt der Prozesshaftigkeit und
der Bedürfniszentriertheit ausreichend Platz. In diesem Sinne
kann das Anthropologische Würfelmodell IKP auch als Prozess-
modell verstanden werden (vgl. Abb. 12).

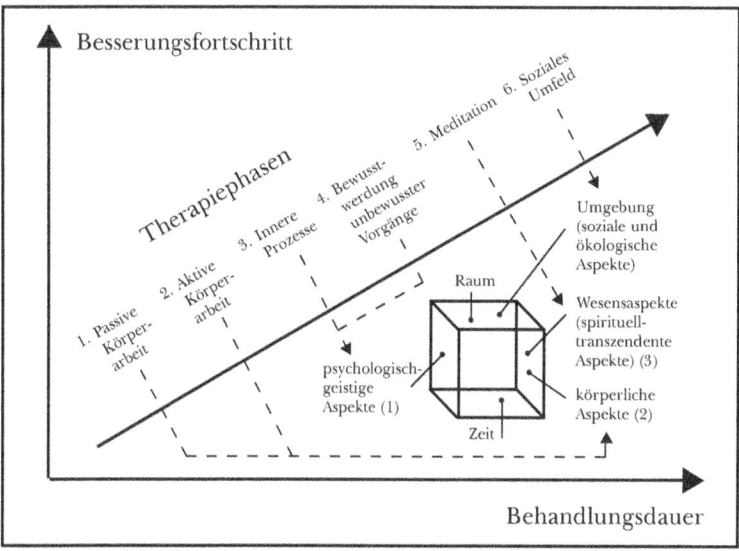

Besserungsfortschritt

Therapiephasen

1. Passive Körperarbeit

2. Aktive Körperarbeit

3. Innere Prozesse

4. Bewusstwerdung unbewusster Vorgänge

5. Meditation

6. Soziales Umfeld

psychologisch-geistige Aspekte (1)

Raum

Zeit

Umgebung (soziale und ökologische Aspekte)

Wesensaspekte (spirituell-transzendente Aspekte) (3)

körperliche Aspekte (2)

Behandlungsdauer

Abb. 12. Graphische Darstellung des Therapieprozesses bei psychosomatischen Erkrankungen gemäss dem 6-Phasenmodell nach Maurer unter gleichzeitiger Verknüpfung mit dem Anthropologischen Würfelmodell IKP (vgl. Maurer, 1993a, Abb. 31, S.112). Aus: TW Neurologie Psychiatrie Schweiz 1, Januar/Februar 1990 (S.60–63).

8 Techniken und Handlungsraum

Hinsichtlich Techniken möchte ich mich auf einige neue Techniken betreffend Paartherapie beschränken und im Übrigen auf frühere Publikationen und Bücher verweisen (Maurer, 1979, 1993a und 1993b). Hinsichtlich Handlungsraum sei vor allem auf die Beziehungsweisen zwischen Patient und Therapeut hingewiesen (vgl. auch Maurer, 1993a und b).

8.1 Zur ganzheitlichen Therapeuten-Patientenbeziehung

Wenn wir berücksichtigen, dass nicht nur eine psychische Interaktion zwischen Therapeutin oder Therapeut und Patientin oder Patient geschieht, sondern immer auch eine soziale, körperliche, ja auch spirituelle, eine zeitliche und räumliche, müssen wir sagen, dass die „Übertragung" nur einen Teil des gesamten Beziehungsgeschehens herausgreift. Die Frage ist, ob das (psychische) Übertragungsgeschehen wirklich das Allerwichtigste für den psychotherapeutischen Veränderungsprozess ist, bzw. die Grundlage dazu darstellt. Von unserem ganzheitlichen psychotherapeutischen Standpunkt aus gesehen stimmt dies lange nicht für alle psychischen und psychosomatischen Störungen.

Die Erfahrung hat uns gezeigt, dass schnellere und intensivere Veränderungsmöglicheiten aufgrund der Ressourcen des Menschen in anderen als der rein psychischen Dimension möglich sind (also der Ressourcen auch im sozialen, zeitlichen, körperlichen Rahmen) und zwar als Eigen- und Fremdressourcen. Meines Erachtens muss die Reflexion über die Therapeuten-Patientenbeziehung daher weit über das beziehungsmässige Übertragungsgeschehen hinausgehen. Ein wichtiger Ansatz dabei ist die **Identifikation** des Patienten mit der Art und Weise, wie der Therapeut eine andere Dimension **als Ressource** lebt, also bspw. die körperliche oder die sozial-beziehungsmässige. Dieser Prozess baut psychische Strukturen und Ressourcen auf.

Vielleicht sind Sie, liebe Leserin, lieber Leser, jetzt erstaunt und denken an Manipulation, wenn ich von „Identifikation" spreche. Es geht hier aber nicht um eine Identifikation mit bestimmten Charaktereigenschaften, Lebenseinstellungen, moralischen Vorstellungen über Art und Weise des Zusammenlebens, sondern um die Identifikation mit dem Leben der sechs Seinsdimensionen des Menschen. Wenn also ein Therapeut mit dem Patienten zusammen körperliche Übungen macht, hilft sie oder er ihr oder ihm, sich besser mit dieser Seinsdimension auseinanderzusetzen. Die schnellsten Lernprozesse gehen bekanntlich über die Identifikation. Es geht mir also um die grossen Linien, d. h. um die Identifikation mit dem Leben der sechs Seinsdimensionen und deren Ressourcen bzw. mit ganzheitlicher Lebensweise. Das ist die einzige Vorgabe. Analog dazu hat übrigens Freud (durch seine Methoden des freien Assoziierens und der Traumanalyse) eine Auseinandersetzung der Patienten mit ihrem Bewussten und Unbewussten verlangt. Genauso wenig, wie eine grössere Bewusstwerdung des Unbewussten heissen muss, dass der Patient dasselbe Unbewusste erlangen muss wie der Psychotherapeut, genauso wenig müssen sich die zu Behandelnden in derselben Weise in den verschiedenen Dimensionen verhalten wie ihre Therapeuten. Es geht bloss darum, das Bewusstsein besser auf diese Bereiche zu richten. Ich habe auch wiederholt betont, dass die ganzheitliche, sechsdimensionale Therapie nicht nur deswegen wichtig ist, weil sie die Grundlage körperlicher, psychischer und sozialer Gesundheit darstellt, sondern auch deswegen, weil psychotherapeutische Veränderungsprozesse durch **Hinzunahme** der körperlichen, sozialen, zeitlichen, räumlichen Dimensionen als Ressourcen rascher ablaufen, als wenn nur die psychische Dimension in den psychotherapeutischen Prozess miteinbezogen wird.

8.2 Zur Interaktion im körperlichen Bereich

Wenn wir die therapeutische **Interaktion** im **körperlichen Bereich** noch näher ansehen, gibt es, abgesehen von der Identifikationsmöglichkeit mit Körperarbeit, körperlichem Sich-selbst-Begegnen, Sportarten, täglichen Gymnastikübungen etc., auch die Wirkung des Körperausdrucks, des sich körperlich in Kommunikation und Arbeit Eingebens. All dies wirkt direkt durch Gestik und Mimik auch auf die Physiologie der Klientin bzw. des Klienten. Auch das Mitmachen des Therapeuten bei den Übungen hat eine andere Auswirkung, als wenn nur gesprochen wird: es bringt eine stärker gleichgestellte, weniger hierarchische Beziehungsebene mit sich. Dies heisst auch, die therapeutische Arbeit ist weniger regressionsfördernd und schliesst weniger an allfällige Schultraumatisierungen durch Lehrerinnen oder Lehrer an. Damit kann in einer konfliktfreieren Beziehungsebene gearbeitet werden, was besonders wichtig ist für Personen, die schwierige Kind-Eltern- bzw. Kind-Lehrerbeziehungen hatten (was ja bei psychisch Kranken häufig – wenn auch nicht immer – der Fall ist). Das **Miteinander-etwas-Tun** kann zudem eine intensivere und konfliktfreiere – weil handelnde – Beziehungsebene bereitstellen, als sie durch das nur Miteinander-Sprechen geschaffen wird. Es versteht sich, dass die Berührungsqualität und die Erfahrungsübungen in der Ausbildung zum Psychotherapeuten gelernt werden müssen.

Wenn ich einige Zeilen weiter oben deutlich gemacht habe, dass Übertragungsprobleme längst nicht immer die Ursache psychischer Störungen sind, so habe ich damit gemeint, dass eine neurotische Problematik heute häufig in einem **Mangel** an Entschluss- und Handlungsfähigkeit zu suchen ist. Durch alleiniges Reden wird die Klientin oder der Klient dann eher in diesen neurotischen Störungen unterstützt und darin fixiert. Wenn der Therapeut mit ihr oder ihm aber in die **Handlung** übergehen kann, lernt sie oder er allmählich, das alte Muster des Nur-Denkens und Hin- und Herschwankens statt Handelns zu überwinden. Da sie oder er gerade dies alleine nicht kann, bedarf es darin der Begleitung im Handeln durch den Therapeuten. Dadurch kann sich der Patient mit einer neuen Verhaltensweise identifizieren, die vielleicht auch abweicht vom Vorbild der Eltern, die bereits ein wechselhaftes (Wischi-Waschi) Verhalten zeigten. Handlung kann nicht erfolgen ohne den Entschluss dazu und durch die Handlung wird sie oder er sozusagen desensibilisiert bezüglich der Ängste, die in ihr oder ihm auftauchen, wenn sie oder er handeln sollte.

Die Beziehungsweisen zwischen Patient und Therapeut sind viel komplexer, als dies die klassische Psychoanalyse wahrhaben wollte. Daher ist auch das Beziehungsgeschehen viel mehr als nur Übertragungsgeschehen, denn beide Menschen, sowohl der Therapeut also auch der Patient, kommunizieren gleichzeitig auf verschiedenen Ebenen miteinander. Das gilt für **alle** therapeutischen Settings (Behandlungsrahmen). Ob es sich um Körperübungen handelt oder um miteinander sprechen und sich dabei sehen, oder aber abgewendet auf der Couch liegen und nicht sehen, nur hören. Im Übrigen kann die Körperlichkeit des Therapeuten nie ausgeschlossen werden, sondern wirkt (häufig ist dies den entsprechenden Therapeutinnen und Therapeuten gar nicht bewusst) über ihre Ausstrahlung, die nicht zuletzt mit ihrem Trainingszustand zusammenhängt. Da die nonverbale Kommunikation einen eher grösseren Einfluss als die verbale haben kann, nehmen wir auch diese sehr ernst und reflektieren sie genauso oder mehr als die Übertragungs- und Gegenübertragungssituation.

8.3 Überblick über bisherige Ansätze in der Paartherapie

In den meisten bisherigen Richtungen der Paar- und Familientherapie wurde der Akzent auf die aktuelle Kommunikation zwischen den Partnern bzw. den Familienmitgliedern gesetzt. In der psychoanalytisch orientierten Paartherapie wurden die Interaktionsprozesse vor allem auf der emotionalen Ebene im Hinblick auf unbewusstes Erleben beleuchtet. Die Transaktionsanalyse hat sich mehr um das Verhalten bemüht und dabei auf das Kommunikationsverhalten aus einer erwachsenen, kindlichen oder elterlichen Haltung hingewiesen. Systemorientierte Therapeutinnen und Therapeuten haben auf die Feedbackschlaufen der Kommunikation zwischen den einzelnen Partnern oder den Familienmitgliedern hingewiesen und damit auf die Komplexität und Kybernetik der Interaktionsprozesse. Es wurde auch deutlich gemacht, dass gut funktionierende (eufunktionale) Familiensysteme sich von dysfunktionalen dadurch unterscheiden, dass die Transaktionsmuster und Organisationsstrukturen entwicklungsbedingten (Familienzuwachs, Pubertät und Auszug der Kinder, schwere Erkrankungen), aber auch unvorhersehbaren internen und externen Stressoren

gut angepasst werden können. Die systemorientierte Familien-
und Paartherapie begnügte sich nicht mehr mit Diagnosen für
die einzelnen Partner, sondern schlug Definitionen und Diagnosen für ganze Familien- oder Paarsysteme vor: Rigide Kommuni-
kationsstruktur ohne Metakommunikation, Divergenz zwischen
verbaler und nonverbaler Kommunikation, Paradoxe Kommunikation („Doppelbindung"), Asymmetrische Kommunikation etc.
Es ist typisch für die systemorientierte Vorgehensweise, dass
die Therapeutin oder der Therapeut ebenfalls als Teil des Ge-
samtsystems aufgefasst wird, da das Therapeutenverhalten die
Mitglieder des Patientensystems während der Sitzung ständig beeinflusst und von diesem beeinflusst wird. Aus diesem Grunde
wurde von dieser Seite her auch häufig der Einsatz des Einweg-
spiegels mit einem Supervisor hinter dem Spiegel und die Video-
technik zur systematischen Analyse der Transaktionsmuster im
therapeutischen System verwendet. In der systemorientierten
Therapie werden aber nicht nur die Kommunikation, sondern
auch die Rollendifferenzierung und die Hierarchien innerhalb
von Paar- oder Familiensystemen beachtet. Dabei werden vor allem Machtkämpfe, die Art und Weise der Rollendifferenzierung,
das Treffen von erzieherischen Massnahmen und Sanktionen berücksichtigt. Zum Beachten von Kommunikation und Hierarchien
kommt zusätzlich das Beachten von familiären Bindungsmustern,
wozu vor allem auch Triangulationsprozesse gehören. Davon sprechen wir bekanntlich, wenn zwei Elternteile um die Gunst eines
Kindes rivalisieren, das dann oft zum Symptomträger wird. Hier-
her gehören auch alle Fragen von Nähe und Distanz bzw. von
Kräften, die die Familie zusammenfügen (Zentripetalität) oder
eher auseinanderbringen (Zentrifugalität). Schliesslich wird auch
im Unterschied zur psychoanalytischen Methode die Bedeutung
der Autonomie des Systems hervorgehoben. Dies ist umso wichtiger
als jede Therapie anfänglich eine vermehrte Fremdbestimmung
bedingt, die schliesslich aber eine Erhöhung der Autonomie der
Patienten bzw. des Patientensystems ermöglichen sollte.
　　Dieser Therapieüberblick über die konventionelle Paar- und
Familientherapie zeigt, dass diese Therapien nur zwei Dimensionen berücksichtigen: die psychologische und die soziale Dimension. Einige davon schliessen im sozialen Bereich auch mehrere

Generationen ein. Die Familienskulptur, bei der die Familienmitglieder im Raum aufgestellt werden, ist eine symbolträchtige Projektionstechnik, die die Beziehungsstruktur der Familie charakterisiert.

Ich gehe neu davon aus, dass nicht nur das Individuum, sondern auch ein Paar, eine Familie nicht nur von diesen beiden letztgenannten Dimensionen, sondern auch von der körperlichen, der spirituellen Dimension, sowie von der Dimension der Zeit und des Raumes abhängen. Diese **ganzheitliche** Sicht macht neue Ansätze in der Paar- und Familientherapie notwendig. Im Folgenden möchte ich auf die bessere Bewusstwerdung der Lebensdimension des **Raumes** eingehen.

8.4 Paartherapeutisches Vorgehen der Körperzentrierten Psychotherapie IKP

8.4.1 Die drei räumlich-sozialen Verhältnisse (Settings) einer Partnerschaft

Aus dem ganzheitlichen Denken gemäss dem Anthropologischen Würfelmodell IKP geht eine weitere Sichtweise von Paarverhalten und -therapie hervor, die bisher nicht beachtet wurde.

Wenn wir fragen, wie sich ein Paar aus den verschiedenen Perspektiven der sechs Seinsdimensionen verhält, stossen wir auf wichtige weitere Determinanten (Bestimmungsfaktoren) des Paar- und Familienverhaltens als nur die des Psychisch-geistigen und Sozialen. Wenn wir nämlich fragen, wie sich ein Paar aus der Perspektive von **Raum** und **Zeit** verhält, erhalten wir einen neuen Bewusstseinsraster für Paare, der aufgrund meiner praktischen Erfahrung mit Paaren sehr hilfreich sein kann. Aus der Perspektive von Raum und Zeit ergibt sich eine Paardefinition mit bestimmter innerer Haltung und typischem Verhalten. Jedes Paar durchläuft im Verlaufe der Zeit drei Umstände, die sich immer wieder ablösen nämlich Stufe (bzw. Setting) A, B und C.

Setting A: Kontakt
Beide Partner sind miteinander räumlich im **Kontakt:** Das ist der Fall, wenn sie miteinander sprechen, essen, Blicke austauschen, musizieren, Sport treiben, wandern, zärtlich sind etc.

Setting B: Anwesenheit
Die beiden sind räumlich nicht weit voneinander entfernt, d. h.
nur soweit, dass sie noch als anwesend betrachtet werden können
und **zu Fuss** erreichbar. Bei diesem Setting B (Anwesenheit) machen aber beide eine Arbeit oder eine Freizeitbeschäftigung für
sich allein z. B. lesen, handarbeiten, basteln, schreiben, fernse-
hen, im Garten werken etc.
Bei Singles bzw. Allein-Wohnenden ist dieses Setting meist zugunsten oder auf Kosten von A (z. B. auf Besuch) und C (z. B. allein zuhause) stark eingeschränkt.

Setting C: Abwesenheit
Beim Setting C besteht **Abwesenheit**, d. h. der Partner oder die
Partnerin ist zu Fuss nicht erreichbar. Einer kann z. B. die Wohnung allein „geniessen", oder sich in ihr allein „sitzengelassen"
fühlen, auf die Abwesenheit eifersüchtig reagieren etc.

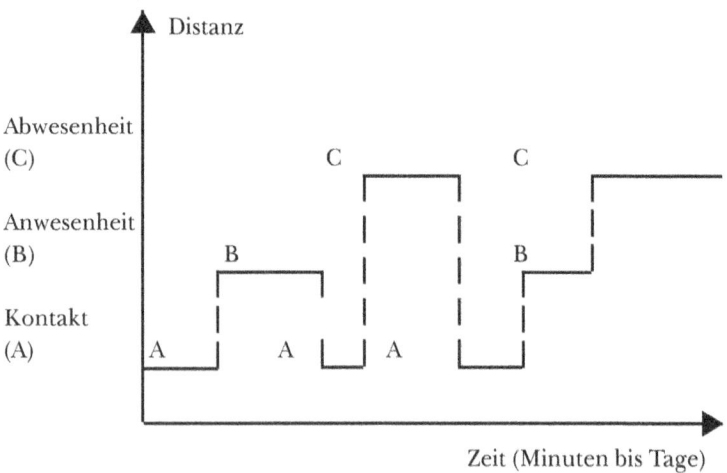

Abb. 13. Dreistufen-Raum-Kontakt-Raster. Paar-/Partnerbeziehung als
beständiger Wechsel zwischen Kontakt, An- und Abwesenheit.

Die räumlichen Nähe-Distanz-Stufen hängen selbstverständlich eng zusammen mit der zeitlichen Ausdehnung. Kurze Abwe-
senheiten haben andere Auswirkungen als lange. Dasselbe gilt für
die Stufen „Kontakt" und „Anwesenheit".

Andererseits ist die Verträglichkeit für die Dauer einer Kontakt-An-/Abwesenheitsstufe abhängig von der Qualität, insbesondere der der Kontaktstufe. In der Regel ist es so, dass je besser der Kontakt in Setting A ist, desto leichter fällt B und C, auch wenn die Dauer dabei verlängert wird. Vieles, was in früheren Paartherapien hinsichtlich Kommunikation, Hierarchien, zirkulären Regelprozessen beschrieben wurde, geschieht in Setting A.

Die Bindungsqualitäten, die sich vor allem im emotionalen Nähe-Distanz-Verhalten zeigen, umspannen aber immer alle drei Stufen.

Es kann nun für Paare sehr hilfreich sein, sich die Unterschiedlichkeit der genannten drei Settings bewusst zu machen, weil alle drei Settings verschiedene Anforderungen, Möglichkeiten und Gefahren für die Partnerschaft und die einzelnen Partner mit sich bringen.

Es gibt Paare, deren Hauptschwierigkeit im Setting A besteht, wir werden unten noch darauf eingehen. Es gibt aber auch Paare, deren Hauptschwierigkeit im Setting B besteht oder aber im Setting C. Schwierigkeiten können auch auftreten, wenn der Wechsel zwischen A und B oder A und C oder aber zwischen C und A oder zwischen B und A für sie oder ihn – und damit meist auch für beide – Schwierigkeiten bereitet. Daher kann es sehr nützlich sein, sich die drei Raumstufen Kontakt (A), Anwesenheit (B), Abwesenheit (C) bewusst zu machen, diesbezügliche Gewohnheiten zu durchleuchten (auch aus den Ursprungsfamilien), um entsprechende Verhaltensänderungen darin einzuleiten.

Ich möchte drei Beispiele von Paaren anschliessen, an denen die Nützlichkeit des genannten Dreistufen-Raum-Kontakt-Rasters gezeigt werden soll.

8.4.2 Das Paar mit dem Chaos, das den „Code" verhinderte

Die Klagen und Symptome gehen dahin, dass die Frau sich nach der Geburt des zweiten Kindes in emotioneller und sexueller Hinsicht stark zurückgezogen habe. Das zweite, jüngste Kind sei schwierig, schreie viel, lasse sich vor allem vom Vater kaum trösten, was diesen kränkt und beide Eltern vermuten lässt, der Vater hätte eine weniger gute Beziehung zum zweiten Kind. Dies wiederum kränkt die Frau, die sich vielleicht deswegen zusätzlich ermüdet fühlt und sich eher zurückzieht. Das jüngste Kind scheint nicht zuletzt diese Atmosphäre aufzunehmen und darauf nervös zu reagieren und zu schreien, womit der Teufelskreis geschlossen ist. In der Einzeltherapie wurde mit dem Vater zunächst mittels Rollendialog die Beziehung zu seinem jüngsten Kind durchgearbeitet, so dass er die heruntergeschluckte Wut auf die Schreierei loswerden konnte. Ebenfalls mittels Rollenspiel habe ich versucht, Ähnlichkeiten mit eigenen kindlichen Anteilen in ihm selbst bewusst zu machen, die vielleicht ein zusätzliches Unbehagen beim Schreien seines zweiten Kindes hätte auslösen können. Des weiteren versuchte ich seine Beziehung zu seiner Frau zu klären, da es schien, dass er nur all zu oft die Initiative für emotionellen und sexuellen Austausch ihr oder zumindest ihrem 100-prozentigen Einverständnis überliess. Es zeigte sich dabei eine Art übermässigen „Schonens" der Frau, das auf ein Verhalten gegenüber der so schonungsbedürftigen Mutter zurückzuführen war. Über das Körpergedächtnis, das beim körperlich spürbaren Gefühl des Schonens aktiviert werden konnte, wurde so zurück in die Vergangenheit gearbeitet, um dort die Gedächtnisspuren im Verhalten zur Mutter in weniger schonender Art zu verändern.

Diese Interventionen brachten zwar eine leichte Besserung im ehelichen Verhältnis aber keine wesentliche. Daher wurde die Ehefrau gebeten ebenfalls zu einer Sitzung zu kommen. In dieser Paarsitzung zeigte sich, dass die Ehefrau am meisten Stress und unangenehme Gefühle erlebte, wenn der Ehemann nach Hause kam. Dann ging alles drunter und drüber: der Hund wurde unruhig und bellte, die Kinder nervös und neugierig, den Vater zu sehen, sie selbst machte sich Vorwürfe, wenn sie nicht ganz zeitgemäss mit dem Abendessen fertig war oder im Haus noch Unordnung bestand, und dann war es jeweils soweit: Kinder und Hund rannten hinaus und kamen in der nächsten Minute allesamt hereingestürmt: das Chaos war in ihren Augen und Ohren komplett. Und sie in all dem mittendrin der einzig ruhige (zurückhaltende) Pol. Dann ging die Dynamik gleich weiter: der von Beruf her an Effizienz gewöhnte Ehemann schaute etwas verdutzt, wenn der Tisch noch nicht gedeckt war und dieser wortlose Blick genügte der sensiblen Frau bereits als Hinweis auf ihr Ungenügen.

Was dieses Paar also nicht gut schaffen konnte, war der **Übergang von Abwesenheit zu Kontakt** (vom Setting C nach A). Dieser Übergang ist Realität und hat als solcher nichts zu tun mit „Übertragung" bzw. mit der Beziehung des Ehemanns zu seiner Mutter, noch mit seiner Beziehung zum jüngsten Kind, noch mit der Beziehung zu seiner Frau oder deren früherer Beziehung zu ihrem Vater. Als wir diesen Übergang noch genauer analysierten, zeigte sich, dass die Frau in diesem Augenblick meistens überfordert und gestresst war, so dass sie dabei nicht das warmherzige wohlwollende Lächeln zeigte, das sich ihr Partner so sehr wünschte und das für ihn der Code war, dass er bei ihr willkommen und von ihr geliebt sei. Er meinte dazu: „*Das Gesicht, das sie dann macht, löscht mir einfach ab*".

Es ging in der Therapie zunächst darum, das Verständnis des Ehemannes für den stressigen Moment auf seiten seiner Frau zu verbessern und den Gesichtsausdruck in diesem Augenblick nicht persönlich zu nehmen. In einem weiteren Schritt erarbeiteten wir mit beiden in derselben Stunde mehr Bewusstheit für diesen kritischen Augenblick des Übergangs aus dem Setting C ins Setting A. Der Vater musste lernen, dass die Familie nach anderen Gesetzen verläuft, als die Kommunikation im Geschäft und war künftig bemüht, beim Heimkommen eine andere innere Haltung und einen anderen Ton anzunehmen. Die Mutter bzw. die Ehefrau wurde von ihrem Stress dadurch entlastet, dass folgende neue Abmachung mit ihm getroffen wurde: Wenn Kind und Hund hinausstürzen dann hält er sich zunächst mit ihnen draussen im Garten oder bei der Garage für einige Minuten auf, bis sich alle wieder beruhigt haben. In dieser Zeit kann die Frau im Hause sich innerlich auf das Kommen des Ehemanns umstellen und das Notwendigste in Ordnung bringen. Erst anschliessend kommen Vater, Kind und Hund herein und der Ehemann ist nun auch frei für die Begrüssung seiner Frau. Dann wird C wirklich zu A.

Ich hätte dieses Beispiel nicht erwähnt, wenn diese Besprechung des Übergangs von C nach A nicht eine drastische Verbesserung mit sich gebracht hätte und dies nach einer einzigen Sitzung von Paartherapie. Hätte ich diese räumlich-situative Problematik als Übertragungsproblematik verkannt, hätte nicht nur die Therapie länger gedauert, sondern die Arbeit an „der Übertragung" wäre ein unnötiger seelischer Ein- bzw. Übergriff gewesen.

8.4.3 Das Paar mit der Symbiosehaltung zur falschen Zeit

Klagen und Symptome:

Es handelte sich um diverse Streitigkeiten, die sich im therapeutischen Paargespräch als häufige Nähe- und Distanzproblematik erwiesen. Sie kam öfter später als abgemacht nach Hause, einerseits weil sie noch zu tun hatte und andererseits, weil sie das Gefühl hatte, sie wolle sich nicht durch ihren Ehemann einengen lassen. Negative Reaktionen beim Zuspätkommen lösten dann bei der Frau aggressive Explosionen aus, die ihn wiederum kränkten und zu Streitereien oder schliesslich zum Rückzug oder, wenn sich der Streit ausweitete, ihn sogar zu suizidalen Gedanken und Drohhandlungen führten. Neben den Streitereien gab es auch Zeiten intensiver Harmonie und Zweisamkeit. Einen weiteren Aspekt bildete die Anorgasmie der Ehefrau im Zusammensein mit ihrem Ehemann, die im Verlaufe ihrer Einzeltherapie so weit gebessert werden konnte, dass sie sich mit der Zeit durch eigenes aktiv werden und ihn führen auch eine gewisse Befriedigung holen konnte. Aber noch immer scheinen verschiedene Zwistigkeiten auf ein unbefriedigendes Erleben der Frau im sexuellen Bereich zurückgehen, wie sie meint.

Gelegentlich weiten sich die Streitereien auch so weit aus, dass die Kinder einbezogen werden wobei die beiden Eltern versuchen, dies möglichst zu vermeiden.

Mit der Ehefrau wurde in mancher Hinsicht gearbeitet, so an ihrer vermehrten Ausgewogenheit, an der klaren Kommunikation hinsichtlich Nähe oder Distanz unter möglichster Vermeidung von entsprechenden Double-binds. Der Ehemann versuchte durch Meditation seine eigene Autonomie und das Ruhen in sich selbst zu stärken. Hinsichtlich Kommunikation wurde die Frau angeleitet, weniger in der Therapeutenrolle zu sein, d. h. z. B. ihrem Ehemann, der meistens nicht einschlafen konnte, nicht mehr allabendlich als „Schlafmittel" den Rücken zu massieren. Da die beschriebene Beziehung viele Ressourcen im Sinne von gemeinsamen kulturellen Interessen und Aktivitäten hatte, war sie bisher trotz allem sehr tragfähig geblieben.

Erst die Bewusstmachung des dreistufigen Raum-Kontakt-Settings konnte deutlich Hilfe bringen: Die Frau wurde sich bewusst, dass sie mit ihrem Ehemann viel Freiheit hatte. Häufig nämlich arbeitete er zu Hause still für sich in seinem Büro oder übte im Musikzimmer des Hauses (Stufe B). Sie hatte dann aber immer das Gefühl, sie müsste für ihn da sein, jederzeit bereit und konnte sich selber nicht abgrenzen. Sie verwechselte also das Anwesenheits-Setting B mit dem Kontakt-Setting A und fühlte sich darin völlig zu unrecht unfrei. Daher musste sie auch das Abwesenheitssetting C jeweils ausdehnen. Gerade der vielen kulturellen Aktivitäten wegen war es aber für den Ehemann kein Problem, im Setting B für sich alleine längere Zeit zu verbringen. Für den Ehemann brachte die Bewusstwerdung, dass eine Beziehung immer eine Folge von Setting A, B und C ist, die Einsicht, dass er für C und B voll selber verantwortlich zu sein habe. Eine Beziehung, so musste er zur Kenntnis nehmen und lernen, ist nicht eine Dauersymbiose, also ein fortgesetztes Setting A, das gelegentlich durch kurze B- und C-Momente unterbrochen wird, sondern ein Wechselspiel dieser drei Zustände, die wie die 3 verschiedenen Aggregatzustände von Wasser, Dampf und Eis mit zu jeder Beziehung gehören. Die Ehefrau ihrerseits übernahm vermehrt Verantwortung für Setting A (Kontakt-Setting), um nicht durch kränkende Worte die partnerschaftliche Stimmung im Kontakt-Setting leichtsinnig zu gefährden. Auf diesem Boden wurde dann auch die sexuelle Beziehung erneut angegangen. Durch die Vorgeschichte und Träume zeigte sich, dass sich die Frau gegenüber dem Mann und speziell dessen Penis in einer Art abwartender Bewunderungsposition verstand und darin passiv regredierte, statt in partnerschaftlicher Gleichwertigkeit oder gar Überlegenheit zu wagen, ihn für sich und ihre Lust aktiv zu gebrauchen. Dies machte nochmals deutlich, weshalb sie glaubte, ihm auf der anderen Seite durch Fernbleiben als erwachsene, autonome Frau imponieren zu müssen.

Zusammenfassend kann zu dieser Paartherapie gesagt werden, dass es für die beiden Eheleute sehr hilfreich und einfach nachzuvollziehen war, dass ihre Beziehung im Rahmen des dreistufigen Raum-Kontakt-Rasters neu überdacht und eingeübt werden musste.

8.4.4 Das Paar mit der unnützen Energieverschwendung

Klagen und Symptome:

Die Partnerschaft sei zunehmend aufreibend geworden, es gäbe Streitigkeiten wegen „nichts", bisweilen sei es kaum noch zum aushalten, obschon das erste halbe Jahr sehr schön gewesen sei (die Partnerschaft dauert 1 ½ Jahre).

In der Einzeltherapie mit der Frau, deren Klagen oben kurz zusammengefasst wiedergegeben wurden, stellt sich heraus, dass die Streitigkeiten oft im Zusammenhang mit längeren Ausgängen und Wegbleiben des Freundes bzw. Partners entstehen. Die Angelegenheit wird offenbar kompliziert durch das Wohnen in separaten Wohnungen, die eine Stunde Autofahrt voneinander entfernt liegen. Die Frau meint, es sei zumutbar, dass ihr Freund und Partner ihr wenigstens einmal im Verlaufe des Abends, den er zusammen mit Freunden verbringt, telefoniere, besonders, wenn er erst um Mitternacht oder gegen ein Uhr morgens nach Hause zurückkehrt. Er stellte sich auf den Standpunkt, dass es normal sei, einmal pro Woche verlängert auszugehen, weil er vom einen oder anderen Freund eingeladen würde, und er sich lächerlich vorkäme, wenn er mitten am Abend aufstehen müsse, um telefonieren zu gehen. Sie wirft ihm vor, seine Prioritäten falsch zu setzen, da er häufig keine oder zuwenig Zeit für seine eigenen Angelegenheiten und den Kontakt mit ihr habe und anderen soviel Zeit widme. Sie fühlt sich dadurch von ihm zuwenig beachtet und in ihrem Selbstwert herabgesetzt.

Den grössten Krach in der letzten Zeit gab es schliesslich, weil ihr Freund die Absicht äusserte, eine zusätzliche Tennisferienwoche zu buchen, an der sie, weil sie keine Ferien mehr hatte, nicht hätte teilnehmen können.

Sie schilderte, dass auch sie zeitweise ausgehe, aber dann früher, meist ab 22.00 h oder 23.00 h zuhause sei.

Dass ein Teil des Beziehungsverhaltens von ihr aus Eifersucht bestand, zeigte sich auch im Gespräch, das ich bald einmal mit beiden führte. Sie machte sich teils bewusst, teils unbewusst Bilder und Vorstellungen, was ihr Partner in den Stunden nächtlicher Abwesenheit hinter ihrem Rücken treiben könnte. Nach entsprechender Bewusstwerdung konnte sie ihre inneren „Fil-

me" mässigen und zeitweise ganz stoppen. Dennoch kam es zu
Auseinandersetzungen, die das Paar unglücklich machten.

Auch bei diesem Paar verwendete ich nach anfänglicher Besprechung der Eifersuchtsproblematik (psychische Lebensdimension) ebenfalls den 3-Stufen-Kontakt-Raum-Raster, d. h. ich ging
mit ihnen Setting A, B und C durch. Dabei zeigte sich, dass zunächst beide glaubten, die Störung ergebe sich aus den gegen-
sätzlichen Meinungen hinsichtlich Verhalten im Setting C. Die
Hauptproblematik war aber in der Tat nicht Setting C, da es im
Setting C sowohl dem Mann als auch der Frau noch einigermassen gut ging, ihm zeitweise sogar sehr gut. Die Angelegenheit im
Setting C wirkte sich verheerend auf das Setting A aus. Der Teufelskreis begann dort meist mit nonverbalen Vorwurfshaltungen
der Frau, die andere Erwartungen betreffend zeitlicher Rückkehr
des Mannes hatte. Darauf reagierte der Mann mit Gehässigkeit,
was die Frau mit laut geäusserten Vorwürfen beantwortete, die
die Stimmung der beiden rasch verschlechtern liess. Damit war
auch das Setting A, die Stufe „Kontakt", gestört und jedenfalls für
den Mann sehr in Frage gestellt. Von dort her hatte er vermehrt
das Bedürfnis nach Rückzug ins Setting C, was die Frau wieder
kränkte.

In den Therapiestunden nahm die Patientin dann wahr, dass
sie durch ihr nonverbales und verbales Verhalten im Setting A C
beeinflusste. Sie begann daher **Verantwortung für die Stimmung**
auch im Setting A zu übernehmen, indem sie sich ihrer Mimik
bewusster wurde und Worte sorgfältiger auswählte. Das bewirkte
schliesslich, dass der Partner nicht nur ein besseres Gefühl im Setting A hatte, sondern auch im Setting B und dadurch weniger angewiesen war auf Setting C. Die Partnerin merkte, dass sie im
Grunde sehr viel Energie aufgewendet hat für das Setting C und
dass es besser ist, im Setting B zu relaxen, sich abzugrenzen, keine
unnütze Energie zu Phantasien und innerer Anwesenheit bei ihrem Partner zu verschwenden und dafür im Setting A sich mehr
anzustrengen, damit eine gute Stimmung erhalten bleibt. Dem
Partner half der 3-Stufen-Kontakt-Raum-Raster zu erkennen, dass
er Setting B in der Beziehung vernachlässigte und damit auch einen Teil seiner introvertierten Seite. Dadurch, dass er sich etwas
mehr auf Kosten von Setting C um das Setting B bemühte, bekam

dann die Partnerin das Gefühl von vermehrter Sicherheit, was ihr wiederum erlaubte, das Setting C besser zu akzeptieren.

Der Partner erkannte dann auch, dass sein Vater ein ähnliches Verhalten wie er hatte hinsichtlich des 3-Stufen-Kontakt-Raum-Rasters, und dass er dieses Verhalten offensichtlich auch teilweise unbedacht übernommen hatte. Ebenso erkannte die Partnerin, dass ihre Eltern vorwiegend ein Leben in A und B führten, weshalb ihr Setting C offensichtlich Mühe machte.

8.4.5 Das sechsdimensionale IKP-Paar-/Partner-Diagramm

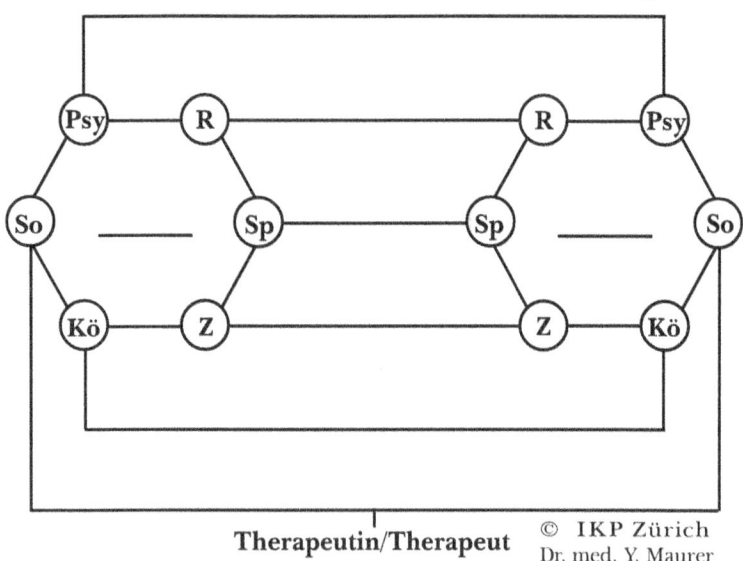

Therapeutin/Therapeut © IKP Zürich
Dr. med. Y. Maurer

Abb. 14. IKP-Paar-/Partner-Diagramm. Das IKP-Modell ist auch geeignet, die Kontaktmöglichkeiten oder Beziehungsstörungen zwischen Partnern unter dem Aspekt der sechs Lebensdimensionen zu zeigen.

Das IKP-Paar-/Partnermodell ist beschreibend, aber durch den Gebrauch der beiden Partner wird es zu einem Modell, das den Austauschprozess und den Bewusstwerdungsprozess zwischen den beiden Partnern stimuliert.

Partnerschaftskrisen sind häufig Ausdruck einer Blockierung des Reichtums der Beziehungswelt zwischen den beiden Partnern bzw. eine Beschränkung auf ein nur noch eng wahrgenommenes Beziehungsverhalten, über das dann vergeblich verhandelt wird. Das IKP-Paar-/Partner-Diagramm versucht, die verschiedenen Möglichkeiten des Austauschs wieder zu eröffnen.

8.4.6 Vorgehensweise bei der Anwendung des IKP-Paar-/Partner-Diagramms

Diese Paartherapie-Technik wird selbstverständlich nur angewendet, wenn das Paar grundsätzlich Hilfe sucht, um zusammenbleiben zu können oder um ihre Beziehung zu verbessern oder zu klären.

a.) Erklärung der Lebensdimensionen

Zunächst muss die Therapeutin bzw. der Therapeut sicher sein, dass das Paar verstanden hat, was unter Lebensdimensionen bzw. Bewusstwerdung derselben im Sinne des IKP-Ansatzes verstanden wird.

Im Folgenden gebe ich ein Beispiel **möglicher** Erklärung der einzelnen Lebensdimensionen **für Klientinnen und Klienten** im Hinblick auf das Ausfüllen des IKP-Paar-/Partner-Diagramms.

Spirituelle Dimension:
* Wertesystem
* Moral (im Sinne von introjizierten Werten), Dogmen
* Persönlich erlebte Religiosität und Praktiken im weitesten Sinn

Unter spiritueller Dimension wird einerseits ein Erleben verstanden, das über die alltägliche Geschäftigkeit und das rein materielle hinausgeht und das verbunden ist mit Erlebnissen, z. B. in der Natur: wunderschöner Sonnenuntergang, Hochgefühl beim Bergsteigen oder beim Hören von Musik, z. B. geniessen eines Orgelkonzertes oder sonstiger Musik oder Darstellungen wie Opern etc. Nicht nur das Erleben, das ins Mystische und Transzendente bzw. Religiöse einmünden kann, wird unter spiritueller Dimension verstanden, sondern auch ethisch-moralische Haltungen wie z. B. das Sich-Bemühen um Ehrlichkeit, Hilfe an Bedürftige (Entwicklungshilfe etc.), die Gesundheit und den Wohlstand fördernde Aktivitäten etc.

Für gewisse Partner kann die Partnerschaft als solche den **Sinn** des Lebens bedeuten. Diese Partner sind meist sehr symbiotisch

und bei ihnen besteht die Gefahr, dass sie das Leben bei einer allfälligen Trennung als „sinnlos" erleben bzw. dann suizidal werden können.

Lebensdimension der Zeit:
* Zeitgefühl bei Abmachungen, Pünktlichkeit
* Zeitverteilung (Deine-meine-unsere)
* Geschwindigkeit, Geduld
* Schwergewicht in Vergangenheit, Gegenwart, Zukunft

An die Möglichkeit erinnern, dass Schönes aus der gemeinsamen Paarvergangenheit aufgefrischt und einander erzählt werden
kann. Umgekehrt gibt es Paare, die miteinander sehr gut planen
oder Pläne schmieden können und dies als sehr bereichernd erleben. Das Verhältnis zur Zeit kann ein paar Ähnlichkeiten oder
Unähnlichkeiten aufweisen, z. B. zeigt sich dies in der Geschwindigkeit vom Erledigen pendenter Sachen, in der Geschwindigkeit
von Entscheidungen, aber auch z. B. in der Fahrgeschwindigkeit
im Auto. Vielleicht ist das englische Sprichwort: „Will you know a
woman/man drive with her/him" tiefsinniger als man es auf den
ersten Blick glauben könnte. Wichtig ist auch das Erleben, ob das
Gefühl besteht, ausreichend Zeit mit dem Partner zu haben bzw.
vom Partner Zeit zu erhalten, oder ob der Eindruck entsteht, die
Zeit vergeuden zu müssen, oder dass die Zeit gar gestohlen wird.

Körperliche Lebensdimension:
* Körperpflege, Essverhalten
* Berührungsbedürfnis
* Bewegungsbedürfnis (Sport)
* Sexuelle Bedürfnisse

Hier geht es um das Ess- und Trinkverhalten, ferner um weiteres Konsumverhalten, auch um dasjenige bei körperlicher Erkrankung: wird der Körper als wertvoll betrachtet und daher frühzeitig
ärztliche Hilfe beansprucht oder dieselbe hinausgeschoben und
damit eine negative Einstellung gegenüber dem Körper dokumen-
tiert. Zur Körperpflege wird auch unangenehmer Mundgeruch
oder entsprechendes Aufsuchen ärztlicher oder zahnärztlicher
Hilfe gerechnet.

Soziale Lebensdimension:
- Kontaktbedürfnis gegen aussen
- Engagement im Freundeskreis/Aussenraum
- Arbeitsplatz und Kontakte
- Gemeinsames Wir-Gefühl als Paar
- Intimität
- Soziale Herkunft, kultureller Hintergrund

Hier geht es vor allem um das Aufnehmen von Kontakten, den Aufbau eines Freundeskreises oder das Aussprechen von Einladungen, das Übernehmen von Aufgaben in Vereinen und in anderen Bereichen, die dadurch auch der gemeinsamen Freizeit abgehen, aber auch sehr bereichernd sein können, letztlich für beide. Zu diesem Bereich gehört auch die Frage, ob die Kontaktbedürfnisse übereinstimmen, was auch mit dem sozialen, kulturellen und bildungsmässigen Hintergrund in Beziehung steht. Zum sozialen Bereich gehören auch Einflüsse, die durch den Arbeitsplatz, d. h. durch die Arbeit an demselben, die dadurch entstehenden Kontakte oder auch dessen Ideologie, Auswirkungen auf die Beziehung haben. Zur sozialen Dimension gehört auch das „Outfit" hinsichtlich äusserer Aufmachung, was vor allem die Bekleidung aber auch Haarschmuck und Art des Schminkens, sowie Attribute im Sinne von Fortbewegungsmitteln etc. anbetrifft. Vor allem die Jungen scheinen auf das Outfit hinsichtlich Bekleidung zur Zeit sehr sensibilisiert zu sein und eine Gruppe von ihnen spricht von den „Seide-Wolle-Bast"-Leuten. Wahrscheinlich ist die Kleidung zu Beginn einer Beziehung kaum je ausschlaggebend, weil die Menschen sich in der Wahl ihrer Partner wohl für ihre Gesamtauswahl an Personen halten, die ähnlich wie sie selbst gekleidet sind. Dies kann sich aber im Verlaufe einer Beziehung ändern, wenn sich die Partner selber zu ändern beginnen und mit ihnen ihre Art, sich zu kleiden, was si zu Problemen führen kann.

Psychisch-geistige Lebensdimension:
- Intelligenz und Bildung
- Gefühlserleben
- Denkweise (intuitiv, analytisch etc.)
- Bedürfnis nach psychischer Nähe/Distanz (vgl. Abb. 9)

Dieser Bereich umfasst die Möglichkeit, miteinander gut sprechen zu können und persönliche Gespräche zu führen. Gibt es
gemeinsame Interessen geistig-intellektueller Art, die zu anre-
gendem Austausch führen. Dieser Bereich bezieht sich auch auf
die Frage, ob es gefühlsvoll oder eher kühl in der Beziehung zu
und her geht, vielleicht auch, ob Entscheidungen eher auf der
Kopf- oder Bauchebene getroffen werden und was passiert, wenn
einer der Partner etwas beschäftigt: gibt es dann Muster von Rückzug oder werden die Gefühle ausgedrückt oder wird über alles
intellektuell gesprochen? Wird bei psychisch gestörtem Verhalten
des einen von demselben Einsichtigkeit gezeigt oder würde er nie
Hilfe suchen.

Lebensdimension des Raumes:
* Wohnen
* Ferien, Freizeit
* Nähe-Distanz (Kontakt-, Anwesenheits-, Abwesenheits-Setting)

Im Wohnbereich ist die Frage nach dem gemeinsamen oder
getrennten Schlafzimmer wichtig, auch wieviel Wohnraum jeder
beanspruchen kann, wichtig kann auch die Frage werden, was
herumstehen darf: Wieviel „Unordnung" wird toleriert? Wie ist
die häusliche Atmosphäre und kann man überhaupt „häuslich"
sein oder ist die Tendenz eher häufig weg zu sein von zuhause.

**b.) Therapeutische Anleitung zum gemeinsamen Ausfüllen des
IKP-Paar-/Partner-Diagramms**

Phase I: Das Positive. Jeder füllt das Diagramm (vgl. Abb. 14) für
sich selbst aus und zwar zunächst in dem Sinne, dass sie und er in
jeder Dimension aufschreibt, was in ihrer Partnerschaft positiv,
angenehm und konstruktiv ist. Sie und er schreibt diese Punkte
kurz in ein bis zwei Worten ins Diagramm.

Um die Beziehung des Paares zu festigen, hält die Therapeutin oder der Therapeut das Paar dann an, zu schauen, in welcher
Lebensdimension Befriedigung, gute Ergänzung; kurz ein ge-
meinsamer Gewinn vorhanden ist (vgl. als Bsp. Abb. 15). Damit
werden in der IKP-Paartherapie **zunächst die die Beziehung
stärkenden Ressourcen** mobilisiert.

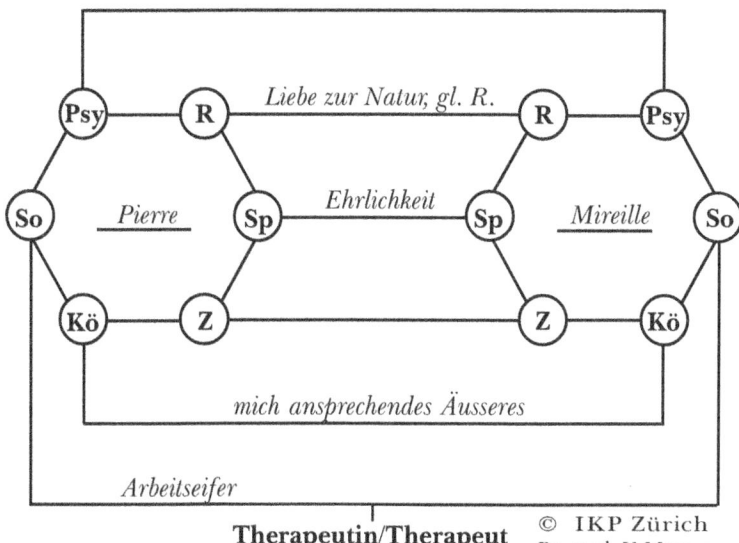

Abb. 15. IKP-Paar-/Partner-Diagramm. Teilweise ausgefülltes Diagramm von Mireille, betreffend sie und ihren Partner Pierre.

Phase II: Konflikte und ihre Erklärung (aus eigener und angenommener Sicht des anderen). Dann bemüht sich jeder zu verstehen, in welcher Dimension die schwierigsten Konflikte stattfinden, was sie oder er dann ebenso stichwortartig aufschreibt. Nachfolgend beschreibt jeder eine Erklärung für diesen Konflikt unterhalb der Linie der zugehörigen Dimension. Ferner gibt sie und er auch eine Erklärung aus der angenommenen Sicht des Partners auf der Linie des Kreises, der zum Partner gehört. Selbstverständlich werden die Erklärungen der beiden oft voneinander unterschiedlich sein.

Hier ein Beispiel: Ein Partner erklärt, mit seiner Partnerin einen Konflikt im Bereiche der Zeit (Z) zu haben. So schreibt er über der Linie, die beide Kreise verbindet „anderes Verhalten hinsichtlich Zeit" und im Kreis, der ihn selber betrifft, unter dem Kreis „Zeit": *„Ich organisiere mich sehr pünktlich"*. Ausserdem schreibt er auf das Diagramm seiner Partnerin: *„Oft zu spät"* (vgl. Abb. 16).

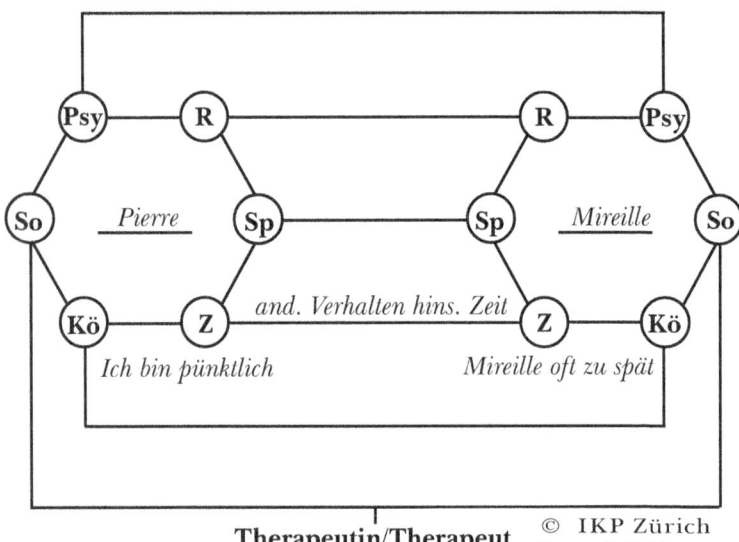

Abb. 16. IKP-Paar-/Partner-Diagramm. Teilweise ausgefülltes Diagramm von Pierre, betreffend ihn und seine Partnerin Mireille.

Phase III: Austausch der Diagramme. Nach Beendigung der Diagramme bittet die Therapeutin oder der Therapeut die beiden, die **Blätter auszutauschen** und sie anschliessend zu besprechen. Im Diagramm des oben beschriebenen Falles kann die Therapeutin oder der Partner bei der Partnerin bspw. auf der Linie, die die beiden Zeitdimensionen verbindet, lesen: *„Andere Einstellung zur Zeit"* und unter dem Kreis der Zeitdimension, die ihr angehört: *„Die Zeit ist ein notwendiges Übel; eine halbe Stunde sollte drinliegen"*. Unter den Kreis des Partners hat sie geschrieben: *„Pünktlichkeit eines Roboters wirkt auf mich wie ein Zwang!"*.

Phase IV: Gemeinsames, neues Diagramm. Nach dem Austausch unter sich und mit dem Therapeuten erhalten die Partner die Aufgabe, ein neues Diagramm bei sich zu Hause als Hausaufgabe anzufertigen. Dabei handelt es sich um ein Diagramm, das den gegenseitigen Absichten entspricht.

Im gegebenen Beispiel des Zeitkonflikts werden sie vielleicht auf der Linie, die die beiden Kreise der Dimension „Zeit" verbindet, schreiben: *„Bei Verabredungen darf die Unpünktlichkeit höchsten 10 bis 15 Minuten betragen."*

Metatheoretisch betrachtet hilft dieser Prozess dem Paar, sich mit einem Partnerschaftsprozess zu identifizieren, der ihren Kontakt verbessern wird, weil beide sich bewusst werden müssen, was sie tun und zwar jeder für sich und anschliessend das alles zur Seite stellen müssen, um zusammen eine neue gemeinsame Lösung zu finden, die dann symbolisiert wird im gemeinsamen IKP-Paar-/ Partner-Diagramm.

Das Herstellen eines derartigen IKP-Paar-/Partner-Diagramms von jedem Einzelnen des Paares ist insofern bereits ein heilsamer, therapeutischer Prozess, als er zu grösserer Bewusstwerdung der Beziehungsmöglichkeiten führt und damit hilft, die Konflikte präziser im Gesamtgeschehen des Alltags einzuordnen. Da jeder nicht nur die eigene Sichtweise hinsichtlich der verschiedenen Dimensionskonflikte und Eigenarten in den verschiedenen Dimensionen darstellt, sondern auch diejenigen des andern beschreibt, entsteht beim Austauschen der Diagramme und des dabei münd-

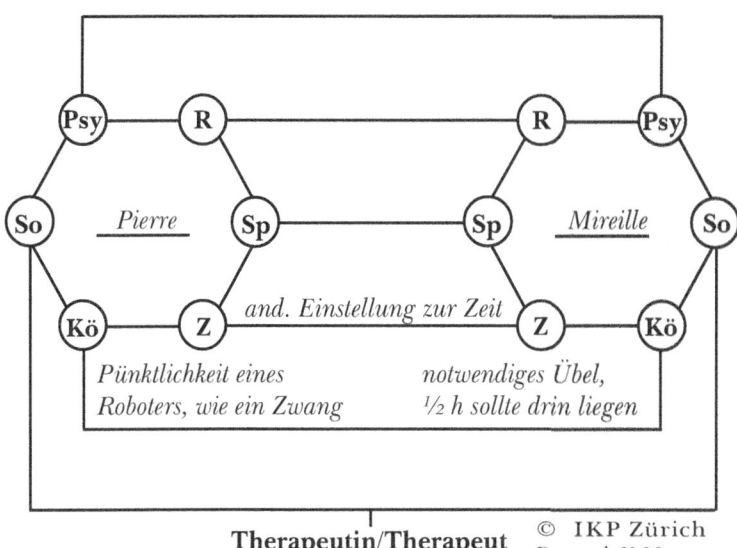

Abb. 17. IKP-Paar-/Partner-Diagramm. Teilweise ausgefülltes Diagramm von Mireille.

lich Besprochenen die Möglichkeit gegenseitiger Realitätsprüfung hinsichtlich Verhaltensweisen in den verschiedenen Dimensionen. Auch dies ist ein weiterer therapeutisch heilsamer Prozess. Nicht minder wesentlich ist die Fortsetzung in der vierten Phase, in der die beiden auf einem leeren Blatt zusammen ein neues IKP-Paar-/Partner-Diagramm entwerfen.

8.4.7 Bedürfnisübereinstimmungsdiagramm der Körperzentrierten Paar- und Partnerpsychotherapie IKP

Wie wir im letzten Kapitel gesehen haben, kann das Arbeiten mit dem IKP-Paar-/Partner-Diagramm sehr komplex werden. Um diese differenzierte Vielfalt zu reduzieren, benutzen wir auch ein anderes Paar-/Partnermodell, das einfacher ist und einen bestimmten uns wesentlich erscheinenden Aspekt hervorhebt, nämlich die Gleichheit bzw. Differenz der Bedürfnisse der Partner hinsichtlich der verschiedenen Lebensdimensionen. Häufig entstehen Beziehungsprobleme aus unterschiedlichen Bedürfnissen heraus, vor

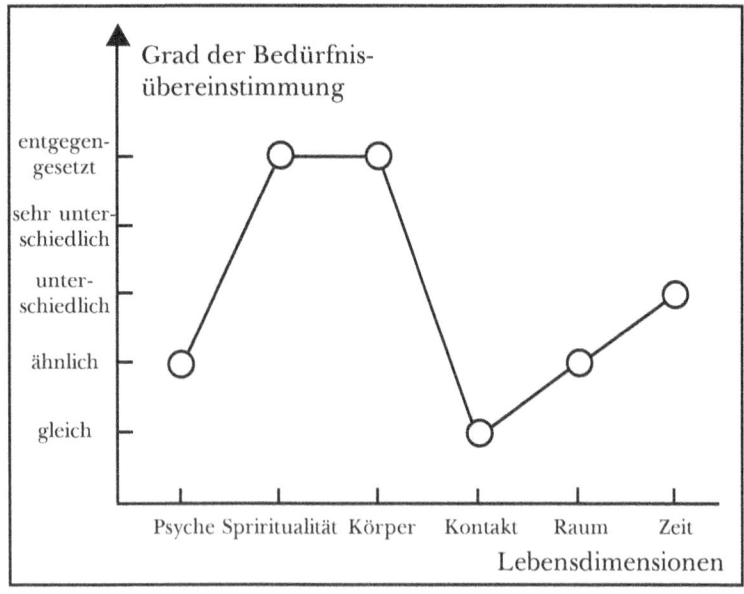

Abb. 18. IKP-Bedürfnisübereinstimmungsdiagramm von Paaren.

allem was die Nähe bzw. Distanz innerhalb des Raumes und der körperlichen Nähe betrifft; aber auch unterschiedliche Bedürfnisse im Sozialen, Psychischen und zeitlichen Bereich führen häufig zu Schwierigkeiten. Wir verwenden daher das IKP-Bedürfnisübereinstimmungsdiagramm.

Die Bedeutung dieses Modells ist zunächst diagnostisch, regt aber auch zum Austausch an, um hinsichtlich bestimmter Bedürfnisse mehr Annäherung oder aber Autonomie zu gewinnen. Dieses IKP-Bedürfnisübereinstimmungsdiagramm (vgl. Abb. 18) kann auch im Anschluss an das IKP-Paar-/Partner-Diagramm zusammen mit dem Paar zwecks Vertiefung des Bedürfnisaspektes erarbeitet werden.

9 Zusammenfassung der Ausbildungsinhalte der Körperzentrierten Psychotherapie IKP als Ganzheitspsychotherapie

In der Annahme, der ganzheitliche IKP-Ansatz könne auch auf dem vergleichenden Hintergrund zu anderen oder ähnlichen Psychotherapierichtungen noch besser verstanden werden, lasse ich hier ein vergleichendes Kapitel folgen. Dass es dabei zu gewissen Wiederholungen kommen kann, ist unvermeidbar. Vielleicht hilft dies aber auch, das bisher beschriebene aus einer zusätzlichen Perspektive zu sehen.

Das Wort „ganzheitlich" suggeriert Grösse, eine grosse Menge Lernstoff und **daher**, nicht aus der Kenntnis unseres Ansatzes heraus, hörte ich den Vorwurf aus den Reihen von Ausbildnerinnen und Ausbildnern anderer Richtungen: „Ein derart ganzheitlich und breit angelegter Psychotherapieansatz, wie ihn die Körperzentrierte Psychotherapie IKP vorweist, sei gar nicht vermittelbar bzw. lernbar.

Ist denn z. B. Brückenbauen lernbar? Oder woran erkennt man, dass das Brückenbauen lehr- und lernbar ist? Das leichteste ist, zu schauen, ob denn die von den Konstrukteuren gebauten Brücken tragen und halten.

Ähnliches haben wir gemacht mittels einer wissenschaftlichen Studie unter Verwendung eines Selbstbeschreibungfragebogens. Es handelt sich um die Symptom-Checkliste von Derogatis, die SCL-90-R (Franke, 1995). Diese empirische Untersuchung wurde in diesem Buch bereits im Kapitel 2.4 beschrieben. Daraus ist zu entnehmen, dass aus testpsychologischer Sicht gute Anhaltspunkte dafür bestehen, dass der ganzheitliche Ansatz der Körperzentrierten Psychotherapie IKP tatsächlich lehr- und lernbar ist. Doch nun zurück zum Inhalt der Ausbildung.

Als ich dem eben genannten Vorwurf etwas nachging, traf ich auf die falsche Vorstellung, dass wir eine Ausbildung, ähnlich derjenigen der Gesprächspsychotherapeuten, kombinieren würden etwa mit derjenigen am Jung-Institut und zusätzlich mit derjenigen der Bioenergetiker. Wenn unser dieser Vorstellung entsprechen würde, wäre er weder lehr- noch lernbar, da die Ausbildungstheorie widersprüchlich wäre und die Ausbildung viel zu lange dauern würde.

Demnach ist zu bedenken, dass unser Ansatz von den Auszubildenden eine **breitere** Kompetenz hinsichtlich Methoden sowie verbaler und nonverbaler Techniken verlangt.

Dazu ist zu sagen, dass nach dem Gesetz vom **abnehmenden Grenznutzen**, das in der Soziologie und in der Pädagogik längst bekannt ist, der Wissens- und Kompetenzzuwachs umso kleiner wird, je mehr ich über ein Gebiet weiss. Wer also in seinem Fach Spezialistin ist und an eine Tagung für dasselbe Fach geht, wird öfter nicht viel neues erfahren; der Grenznutzen bleibt relativ klein. Umgekehrt ist in neuen Bereichen der Lernzuwachs innert kurzer Zeit sehr gross.

Wenn wir also bei den Auszubildenen gleichzeitig mehrere Kompetenzrichtungen fördern, erleben sie in den unterschiedli-

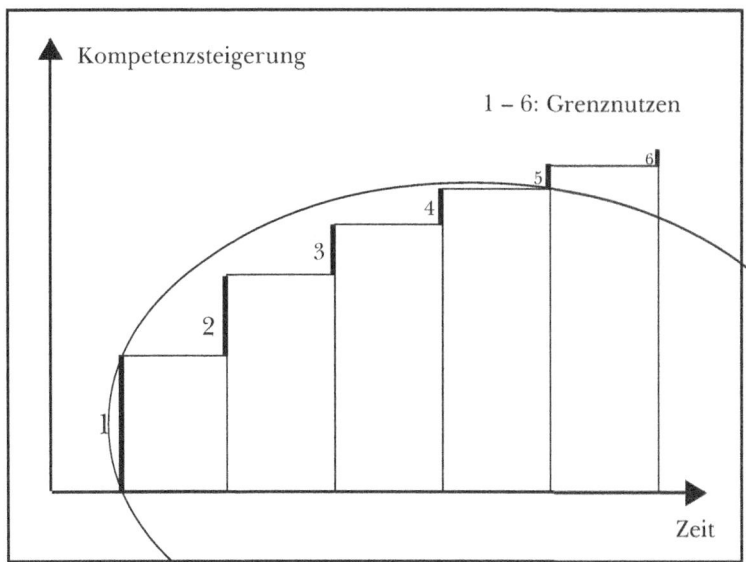

Abb. 19. Gesetz vom abnehmenden Grenznutzen: Je mehr Wissen man sich aneignet, desto geringer wird der mögliche Wissenszuwachs.

chen Wissens- und Könnensfeldern jeweils einen grösseren Wissenszuwachs, wodurch die Ausbildung zwar intensiviert, aber nicht proportional dazu verlängert wird.

Als weiteres ist zu bemerken, dass wir nicht fragen, ist eine **Psychotherapeutin** z. B. in Gesprächsführung 100% kompetent, sondern wir fragen: was **braucht eine Patientin**, ein Patient? Unseres Erachtens braucht eine Patientin oder ein Patient, die psychische oder psychosomatische Störungen hat, zwar eine kompetente Gesprächsführung, aber es ist viel wichtiger, dass die entsprechende Therapeutin, statt nur in Gesprächsführung (psychisch-geistige Lebensdimension) kompetent zu sein, auch die Kompetenz hat, bei derselben Patientin die körperliche und soziale Lebensdimension miteinzubeziehen und deren Ressourcen aktivieren zu können. Die Meinung, die ambulanten Psychotherapeutinnen und -therapeuten in der Praxis würden eine Patientin, die dies braucht, immer sofort zum entsprechenden Spezialisten weiterweisen, ist viel zu idealistisch, weil oft die Indikation zur Körperarbeit nicht erkannt wird und gelegentlich auch kaufmännische Überlegungen – oder gar positive Gegenübertragungen – gegen eine Weiterweisung sprechen würden.

Dazu kommt, dass längst nicht alle Patienten bereit sind, mehrere Therapeutinnen und Therapeuten gleichzeitig oder nacheinander aufzusuchen. Das Modell verschiedenster Interventionsformen auf verschiedene Therapeutinnen und Therapeuten zu verteilen, dürfte vor allem vereinsamten Patientinnen und Patienten noch entgegenkommen, nicht aber z. B. narzisstisch gestörten, ängstlichen und depressiven Patientinnen und Patienten.

Es geht uns also nicht darum, den Patienten einer Spezialistin oder bestimmten psychotherapeutischen Interventionen, z. B. nur verbalen oder nur nonverbalen etc., anzupassen, sondern einen Psychotherapieansatz und eine entsprechende Ausbildung anzubieten, die so breit ist, dass der Therapieansatz sich den jeweiligen Bedürfnissen und dem Prozess der Patientin und des Patienten anzupassen vermag.

Offensichtlich hat diese Flexibilität auch zum guten Ergebnis der im Kapitel 2.4 beschriebenen wissenschaftlichen Studie mit dem SCL-90-R beigetragen.

Um zu zeigen, dass und wie gut unser ganzheitlicher Psychotherapieansatz lehr- und lernbar ist, werde ich den IKP-Ansatz nochmals vereinfacht aus einer mehr praktischen Perspektive und in Anlehnung an die 5 Explikationsniveaus von Renaud van Quekelberghe (1979) darstellen. Daraus wird erneut ersichtlich werden, dass unser ganzheitlicher Psychotherapieansatz:

1. theoretisch und praktisch kohärent und konsistent ist,
2. dass die Theorie, die verbalen und nonverbalen Techniken und Methoden (die auch kreatives Handeln umfassen) eine Einheit bilden,
3. dass sich die praktisch-therapeutische Handlungsweise im Sinne einer beständigen Feedbackschlaufe deduktiv von der Theorie und induktiv von den phänomenologischen Gegebenheiten der Patienten ableiten lässt (zu den Gegebenheiten gehören z. B. Bedürfnisse, therapeutische Zielsetzungen, nonverbal Ausgedrücktes, Lebensumstände etc.).

Die 5 Explikationsniveaus können übrigens nicht nur für die Darstellung eines Therapieansatzes, sondern auch für den Vergleich verschiedener Psychotherapieformen nützlich sein.

Van Quekelberghe unterscheidet:

I. Die **Ebene der Metatheorien** im Sinne der Erkenntnis- und Wissenschaftstheoretischen Denkmodelle, der „Paradigmen" (vgl. Kapitel 1 und 4).
II. Die **Ebene der Persönlichkeitstheorien** (inkl. Verhaltens- und Krankheitstheorien). Diese Theorien haben eine Geltung, die über den spezifischen Therapietechnikbereich hinausgehen (vgl. Kapitel 5 und 6).
III. Die **Ebene der Therapietheorie (inkl. Veränderungstheorie)**, die das Vorgehen begründet, seine Wirksamkeit erklärt, Therapieziele nennt und eine übergreifende Theorie darstellt (vgl. Kapitel 7).
IV. Die **Ebene der Methoden und des technischen Wissens**, zu der auch Handlungsregeln gehören (vgl. diverse Abschnitte in Kapitel 4 bis 8, und Maurer, 1993a und b).
V. Den **therapeutischen Handlungsraum**, der alle Phänomene enthält, die dem konkreten Interaktionsraum Klient und Therapeut und der Situation angehören (vgl. vor allem Kapitel 8, und Maurer, 1993a, b, c, d).

Heute müsste diesen Ebenen noch die der **Qualitätssicherung** beigefügt werden (vgl. Kapitel 2.2). Es versteht sich, dass diese verschiedenen Niveaus ineinander übergreifen. Da der therapeutische Handlungsraum (V) das konkreteste ist und es, je weiter wir zur Ebene I. gelangen, immer theoretischer und abstrakter wird, und zudem viele metatheoretische Annahmen erst aufgrund einer genauen Analyse der jeweils untersuchten Therapie ausformuliert werden können, möchte ich – in umgekehrter Reihenfolge – vom therapeutischen Handlungsraum her beginnen, so wie unser Ansatz auch entstanden ist.

9.1 Therapeutischer Handlungsraum

Zu ihm gehören in der Körperzentrierten Psychotherapie zusammengefasst folgende Schwerpunkte:

1. **Sprechen bzw. Hören:** also Berichte und Reflexion über alle 6 Lebensdimensionen, z. B. über körperliche Aktivitäten, soziale Ziele etc. Inhaltlich kann es sich dabei auch – z. B. in der Therapie eines Paares – um das gemeinsame ausfüllen des IKP-Paar-/Partner-Diagramms handeln oder z. B. um die Aufforderung, 10 Wünsche zu nennen etc.
2. **Wahrnehmungsübungen:** Augen schliessen und fühlen, spüren, was aktuell im Inneren vor sich geht, meditative Übungen (mit Fokus z. B. im körperlichen Bereich) wie Atembewegung des Abdomens, sexualtherapeutische Atem- und Beckenübungen.
3. **Dialogtechniken:** Sie beziehen sich auf soziale beziehungen (Rollenspiele; im Zusammenhang damit z. B. Nähe-Distanz-Übungen mit einem Seil oder Interaktionszeichnungen wie Zeichendialog für Paare).
4. Gefühle besser erlebbar machen durch diverse **körperlich unterstützte, mehr aktive oder passive Erfahrungsübungen** (wie z. B. Entspannungs-, Kraft-, Durchsetzungs-, Erdungsübungen etc.) (vgl. auch Maurer, 1979).
5. Bewusster gewordene Gefühle mit **Körperskulptur, Bewegung, Farben, Zeichnungen, Tönen besser ausdrücken.**

6. **Umlernen**, z. B. mittels intrakorporellem Dialog, Abgrenzungs-
   übungen, Körpergrenzen – Festigungsübungen.
7. **Regressionsarbeit** in Entspannung mit Anleitung, über das
   Körpergedächtnis zu früherem Erleben zu gelangen, um dieses, aus der Kurzregression zurückgekehrt, darzustellen (z. B.
   Lebenspanorama, Zeichnung besprechen) oder in regressivem
   Zustand zu verändern.
   Zukunftsbezogene Zielsetzungs-, Vorstellungs-, Neuorientie-
   rungs- und Planungsarbeit (**Progressionsarbeit**).
8. **Setting- oder Inhaltswechsel:** Die Therapeutin bzw. der Therapeut hilft der Klientin bzw. dem Klienten z. B. aus der psychisch-
   geistigen Dimension mehr in den Körper zurückzukommen
   bzw. aus kopflastigem Sprechen in körperliches Erleben zu shiften, oder aber in soziales, in Raum oder Zeit, oder Spirituell-
   Sinn-Stiftendes (interdimensionales Shiften). Es kann aber auch
   innerhalb einer Lebensdimension gewechselt werden (intra-
   dimensionales Shiften).

9.2 Methoden und technisches Wissen

Grundsätzlich ist dazu zu sagen, dass wir uns häufig an einen **vier-
teiligen Sitzungsablauf** im Sinne der Initialphase, der Aktions-,
der Integrationsphase und der Neuorientierung halten. Letztere
umfasst das Umlernen und Neulernen, d. h. das kreative Aktiv-
werden und auch das Mitgeben von Hausaufgaben. Die erste, die
Initialphase wird ihrerseits häufig unterteilt in Kontaktaufnahme,
kurze Würfelanamnese und Bestimmen des Sollzustandes (Maurer,
1993a).

Grundlegend ist für uns auch, dass Therapeutin und Therapeut sämtliche Handlungsvorschläge, bei denen durch Berührung interveniert wird, beim ersten Mal begründen (Ich nehme
wahr, dass Sie jetzt beim Erzählen traurig werden, ich schlage daher vor, Sie am Rücken zu stützen, damit Sie Ihre Gefühle besser
zulassen können). Bei Aufforderungen im Sinne von Ausdrucks-
verhalten oder körperlichem Einüben machen die Therapeutin
und der Therapeut diese Aktivitäten mit, damit sich die Klientinnen und Klienten nicht ausgestellt vorkommen, sondern sich begleitet fühlen.

Zusammenhänge zu Ebene V (Handlungraum). Die folgenden Punkte sind als Fortsetzung der Ebene des therapeutischen
Handlungsraums zu verstehen.

1. Beim Sprechen wird versucht, aus der Vergangenheit immer
wieder auch ins **Hier und Jetzt** zu gelangen und das **Was** und
Wie des aktuellen Verhaltens zu erörtern.
Durch das Erleben im Hier und Jetzt können die Gesprächsinhalte stärker **emotionalisiert** werden. **Polaritäten** im psychischen und sozialen Bereich, ambivalente Haltungen können,
statt nebeneinander bestehen zu bleiben und zu Konflikten zu
führen, durch das Klären der einzelnen Positionen und das
Hin und Her zwischen beiden **besser integriert** werden. Da
viele Menschen mit psychischen Störungen – insbesondere mit
depressiven Verstimmungen, Schuldgefühlen, autoaggressiven
Tendenzen, Projektionstendenzen – dazu neigen, in ihrem Denken und Fühlen in der Vergangenheit verhaftet zu bleiben,
hilft die Aktivierung des Lebens in der **Gegenwart**, auch mehr
in die **Zukunft** zu blicken und **Pläne** zu erstellen, die eine bessere Zukunft schaffen können.
Die Ausweitung der Gesprächsinhalte über die Probleme hinaus
in die verschiedenen Lebensdimensionen trägt zur besseren
Entwicklung eines in den verschiedenen Lebensdimensionen
breit abgestützten Lebens bei, das weniger anfällig ist auf Störungen in einzelnen Lebensdimensionen.
Statt nur zu Sprechen wird, gemäss dem Sitzungsablaufschema,
häufig nach der Initialphase, in der gesprochen wird, die Aktionsphase eingeleitet, bei der aus dem Gesprochenen eine direkte **Handlungssituation** gestaltet wird; auch **Träume**, die
erzählt wurden, werden in Handlungen ausgespielt.
Bei partnerschaftlichen Beziehungsproblemen wird nicht nur
über dieselben gesprochen, sondern mitbetroffene Partner in
die Therapiesitzung eingeladen. Durch das **Einbeziehen von
Partnern** bei Beziehungsproblemen können Interaktionen realistischer wahrgenommen werden als durch die Projektions-
brille eines einzelnen Partners. Nur so kann auch wirksame
Interaktionshilfe für ein Paar angeboten werden.
Spezifische Probleme werden ernst genommen, aber sie werden ausser bei den Anfangshilfen nicht zum einzigen Inhalt,

sondern die Gesprächsinhalte und die daraus erfolgenden Handlungen sollen sich auch auf das Leben möglichst aller Lebensdimensionen beziehen. Typisch für den IKP-Ansatz ist, dass Gesprächsinhalte immer wieder in körperliches Erfahren, körperlichen Ausdruck „übersetzt" werden und alles, was dabei wahrgenommen und erlebt wird, im Anschluss wieder zur Sprache kommt bzw. verbalisiert wird. Dadurch wird körperliches und psychisches Erleben intensiv integriert, Erleben im Hier und Jetzt aktualisiert und die Chance gegeben, neu zu Erlernendes im Körpergedächtnis zu verankern.

2. und 4.
Wie bei 3. erwähnt, führen auch die unter 2. und 4. genannten Übungen (Handlungsraum) zur Verfeinerung und Differenzierung des Wahrnehmungs- und Erfahrungsprozesses hinsichtlich innerer Bilder, Spannungszuständen im Bewegungsapparat, innerer und äusserer Haltung, Gedächtnisinhalten, Gedanken, Ich- respektive Selbsterleben.

3. **Dialogtechniken** (z. B. mit 2 Stühlen, 2 Händen oder 2 Kissen) machen bei Konflikten entweder zwei miteinander in Widerstreit liegende innere Seiten eines Menschen deutlich oder sein Beziehungsverhalten mit einer anderen Bezugsperson. Sie werden so angeleitet, dass dabei das eigene Verhalten und das Fremdverhalten besser wahrgenommen und bei polaren Gegensätzen besser integriert werden kann. Meist empfiehlt sich rascher Seitenwechsel.

Dialogtechniken tragen dazu bei, Ängste im realen sozialen Bezug durch die Übungssituation abzubauen und neue Verhaltensweisen gegenüber Bezugspersonen einzuüben. Das gleichzeitig erfolgende Anspüren des Körpers hilft, das **neu Erlernte im Körpergedächtnis zu speichern** und in der sozialen Situation besser abzurufen.

Diese Übungen tragen dazu bei, Emotionen besser und deutlicher erleben zu können, aber auch das Wahrnehmungsvermögen für innere Prozesse im Körper, für körperliche Warnsignale und körperliche Hinweise für gesundes Verhalten zu verbessern. Diese Schulung der inneren Wahrnehmung verhilft zu näherem Kontakt mit dem eigenen Körper bzw. mit dem eigenen Selbst, dem eigenen Kräftehaushalt, der eigenen

Leistungsfähigkeit. Damit wird das Selbst-Bewusstsein, die **Selbststeuerung** und **Selbstorganisation** stark verbessert.

5. Diese Ausdrucksübungen, die immer Teile der Aktionsphase sind, können, um intensiver zu werden, verstärkt werden, oder auch alternierend **verstärkt** und **abgeschwächt** werden. Die Wahl, dies am eigenen Körper zu erleben oder mittels kreativem Mittel wird abgeleitet vom Interesse bzw. der Freude der Klientin und entspricht möglichst dem, wozu die Klientin oder der Klient am besten motiviert ist. Die in 13 Gruppen eingeteilten Körperarbeitsarten haben unterschiedlichste Wirkungsmöglichkeiten im emotionalen, vegetativen und muskulären Bereich. Da viele Personen mit psychischen Störungen, mit Ängsten und narzisstischen Problemen zu stark introvertiert sind, lehren wir, mit stimmlichen, haltungsmässigen, körperlichen und anderen Ausdrucksübungen sich der Aussenwelt deutlicher und intensiver zu zeigen. Dies verhilft ihnen zu mehr Möglichkeiten hinsichtlich **Extraversion**, zu vermehrter Selbstsicherheit im sozialen, beziehungsmässigen und kreativen Bereich.

6. Um **in die früheren Gedächtnisspeicher** zu gelangen, ist es wichtig, im Sinne eines „state-dependent-recall" visuelle, akustische, taktile etc. Begleitumstände hervorzurufen und so Situationen von früher und deren Stimmungen wieder deutlich werden zu lassen. Da unser Verhalten weitreichend von früheren **Gedächtnisinhalten** abhängt und beeinflusst wird, machen wir uns zunutze, dass frühere Gedächtnisinhalte in Regression in einem gewissen Ausmass verändert werden können. Statt zu jammern über negative Erlebnisse mit früheren Bezugspersonen, helfen wir den Klienten, diese Gedächtnisinhalte mehr im Sinne ihrer Wünsche hinsichtlich Vergangenheit **neu zu strukturieren**.

7. Durch das Wechseln von Bereichen innerhalb derselben Lebensdimension (intradimensional) oder zwischen den Lebensdimensionen (interdimensional) können **Fixierungen** vermieden oder gelöst werden. Das Wechseln des Wahrnehmungs- oder Verhaltensfeldes braucht Energie, die durch die Therapeutin oder den Therapeuten zugeführt wird. Dies geschieht, wenn sie oder er mit dem Patienten „aktiv shiftet". Letzteres

kann nicht gelingen, wenn der Therapeut in eine Fixierungs-
Gegenübertragung geraten ist und selber nicht mehr vom Problem bzw. dem Fixierungsbereich loskommt. Aktiv, d. h. bewusst, shiften energetisiert und aktiviert die Klientinnen und
Klienten.

Shiften erfolgt vor allem, wenn emotionelle Vertiefung einer
langwierigen Erzählung der Vergangenheit weicht. Shiften ist
immer indiziert, wenn Einseitigkeit oder Fixierung droht, sei
es im Sprechen oder Handeln, ferner wenn Energie zu einem
bestimmten Handeln benötigt wird.

9.3 Therapietheorie

Die Therapietheorie geht davon aus, dass krankhafte Störungen
sehr oft zu einer Fokussierung und damit zur Einschränkung in
verschiedensten Lebensbereichen führen. Dadurch entsteht – so
paradox dies erscheinen mag – ein Ressourcenverlust, gerade
dann, wenn Ressourcen am dringensten benötigt werden.

Ähnlich einer hyperergischen Reaktion bei Allergien entsteht
also auch im psycho-sozialen Erleben sehr oft eine Überreaktion
im Sinne einer Fixierung und Einengung, die dann als **solche**
zum Problem wird (Problemfixierungsmechanismus). Fixierungen entstehen durch Verminderung der inneren und äusseren
Wahrnehmungsfähigkeit insofern, als nur noch ein Teil der gesamten inneren und äusseren Realität wahrgenommen wird. Durch
das Fehlen von neuen Anregungen kommt es zu einer emotionalen Leere, die mit Energiemangel einhergeht.

Anders ausgedrückt kommt es durch dieses „Zuschlagen der
Ressource-Türen" zu verzerrter Wahrnehmung – indem ein Teil
für das Ganze gehalten wird – und zu einseitigem Erleben, Den-
ken, Verhalten. Daher müssen innerhalb der therapeutischen
Beziehungssituation wieder Prozesse ausgelöst werden, die die
Ganzheit fördern.

Strategisch geht es um prozesshaftes Wieder- oder erstmaliges
Erlangen von mehr Ganzheit (im Sinne des Anthropologischen
Würfelmodells IKP) durch Bedürfnisbeachtung und Wahrneh-
mung von Sich und Umwelt, multirelationales Denken, gefühls-
mässiges Erleben und Handeln und mittels breit gefächerten
Methoden.

Ich verweise bezüglich **Förderung der Ganzheit** auf Methoden und technisches Wissen im Sinne von Energetisieren durch Shiften, breiteres realitätsgerechteres inneres und äusseres Wahrnehmen (Körperinnen- und VAKO-Wahrnehmung in allen 6 Lebensdimensionen; also inkl. Hier, Dort, Jetzt, Früher, Künftig), aber auch im Sinne von Emotionalisieren, Fördern der Integration von Polaritäten, Aktivieren der Bedürfnisvielfalt und -intensität (bedürfniszentriertes Vorgehen, Traumarbeit), Fördern der Erlebens- und Handlungsfähigkeit (inkl. Selbst-Bewusstsein und Selbstverantwortung, statt passives Opferverhalten) mittels diverser Körperarbeitsarten und **verbal-nonverbaler Ergänzungs- bzw. „Übersetzungsarbeit".**

Eine weitere Hilfe für den Erwerb der Ganzheit ist selbstverständlich das ganzheitliche, vernetzte Denken und Handeln.

9.4 Persönlichkeitstheorien (inkl. Verhaltenstheorien)

Auf dieser Ebene werden üblicherweise Modelle vorgestellt, wie sie etwa die Psychoanalyse im Instanzenmodell (Ich/Es/Über-Ich), im Konfliktmodell (Trieb-Abwehr) und im Entwicklungsmodell (orale, anale, genitale Phase) aufweist.

Bei den humanistischen Psychotherapieformen, die mehr Gewicht auf die therapeutische Begegnung, die Interaktion und die Wahrnehmungsfähigkeit als auf theoretische Konzepte legen, ist diese Ebene der Persönlichkeitstheorie weniger systematisch ausgearbeitet worden (z. B. bei Rogers und Perls).

Nach **Rogers** (1979, 1983 und 1987) ist die Hauptursache bei der Entstehung psychischer Störungen das Nicht-Übereinstimmen von „Selbststruktur" und aktuellem Verhalten in einem bestimmten gesellschaftlichen Umfeld.

Perls (1981a und 1981b) hat im Grunde das Instanzen- und Konfliktmodell von Freud übernommen, aber in ganz andere Techniken, z. B. sensory-awareness und Dialogtechniken, gekleidet, um die Wahrnehmungsfunktionen zu schärfen und dadurch schwer beobachtbare innere Vorgänge und Handlungskomponenten fassbarer zu machen. Die im Menschen bei Berücksichtigung der Bedürfnisse innewohnende Kraft zur „guten Gestalt" und das Prinzip der Integration von polar-entgegengesetzten „Kräften" dient – gemäss Gestalttherapie – der Gesundwerdung.

Die „Abwehrmechanismen" werden in der Gestalttherapie nicht so sehr als interne Mechanismen, sondern vielmehr als zwischenmenschliche Verhaltensweisen verstanden, bzw. wenn sie pathologisch werden als Widerstände in der Begegnung.

Der wohl grösste Schritt der Gestalttherapie gegenüber der Psychoanalyse und den sich auf verbale Interaktionen beschränkenden Psychotherapieformen ist die allgemeine Theorie, dass der Mensch **handelnd** besser umlernen und sein Verhalten ändern kann. Dies hat die Gestalttherapie gemeinsam mit der Verhaltenstherapie und den Körperpsychotherapien.

Die **Körperzentrierte Psychotherapie IKP** hat neben den obgenannten Theorien der Gestalttherapie vor allem das Konzept, handelnd zu verändern, aufgenommen und im körperlichen, zwischenmenschlichen und kreativen Bereich ausgebaut.

Sie geht ferner davon aus, dass **Gedächtnisinhalte das Verhalten beeinflussen.** Auf dieser Persönlichkeitstheorie baut auch die Therapietheorie auf, **Gedächtnisinhalte über Körperassoziationen in Regression bewusst zu machen und mittels recall-change zu verändern.**

Im Unterschied zur Verhaltenstherapie werden **nicht ausschliesslich Probleme zum strategischen Ziel** der Behandlung erklärt, sondern sämtliche Lebensdimensionen, im Wissen darum, dass psychische Störungen nicht nur durch intrapsychische Mechanismen (Ich/Es/Über-Ich, Unbewusstes) oder Fehlkonditionierungen entstehen, sondern auch durch Fixierungen bzw. mangelhaftes Leben und Entfalten der sechs Seinsdimensionen.

Eine nicht nur vergangenheits-, sondern auch **zukunftsbezogene** Haltung verhilft dem Menschen zu neuen Zielsetzungen, die die Kräfte der Selbstorganisation und Prioritätensetzung anregen, was in unserer medienbeeinflussten und komplexen Welt sehr wichtig geworden ist.

Aber diese Ent-Fixierung durch Aktivierung anderer Lebensbereiche und deren Ressourcen ist bei akuten Traumata oft erschwert, was die Fixierung nur noch verstärkt. So führen länger dauernde Probleme sehr häufig zur Einschränkung und Schrumpfung des Lebensradius'. Dieses „Zuschlagen der Ressource-Türen" – wie ich dieses Phänomen bereits früher benannt habe – ist ein neuer Ansatzpunkt, den unsere ganzheitliche Psychotherapie vertritt. Weil durch die ganzheitliche Psychotherapie nicht nur ein Problem gelöst wird, sondern auch Wege zum intensiveren Leben der verschiedenen Lebensdimensionen wieder frei werden, können auch viele Ressourcen aktiviert und damit protektive Faktoren mobilisiert werden, die auch längerfristig bessere Gesundheit garantieren.

Das Entfixierungsmodell muss im Zusammenhang mit dem **gesundheitsfördernen „Je mehr desto mehr-Energieprinzip"** und dem krankheitsfördernden „Je weniger desto weniger-Energieprinzip" gesehen werden. Im anorganischen Bereich bleibt die Summe aller Energien konstant. Nicht so im Bereich lebender Organismen. Durch Üben und Gebrauchtwerden, durch Aktivität gesundet der Mensch zunehmend und entfaltet sich sowohl im muskulären, im psychisch-geistigen und im sozialen Bereich. Das „Je mehr desto mehr-Energieprinzip" wird nur dort eingeschränkt, wo die Einseitigkeit beginnt, wo nicht zwischen dem Gebrauch verschiedenster Bereiche, z. B. Körperlichem, Psychisch-Geistigem, Sozialem, Spirituellem abgewechselt wird. Im Zusammenhang mit dem aktiven Shiften aber ist das „Je mehr desto mehr-Energieprinzip" ein grundlegendes, gesundheitsförderndes bzw. krankheitsreduzierendes Prinzip menschlichen Seins (vgl. Maurer, 1993a).

9.5 Metatheorien

In einer Zeit der rasanten Veränderung im sozio-ökonomischen Umfeld, der Computer- und internetgesteuerten Kommunikationsexplosion und der dadurch erfolgten Raffung von Zeit und Raum müssen notgedrungen auch andere wissenschaftliche Paradigmen entstehen.

Nun lassen sich viele metatheoretische Annahmen von Therapieformen erst aufgrund einer genauen Analyse der jeweils untersuchten Therapie ausformulieren und oft erst im **Nachhinein** deutlich machen. Dies hängt damit zusammen, dass wir in unserem Denken von **heutigen** Paradigmen geprägt sind und daher Mühe haben, Dinge aus einem anderen paradigmatischen Denken zu betrachten und zu erkennen. Das heutige wissenschaftliche Paradigma ist noch vorwiegend vom mittelalterlichen Impuls der „Vertiefung", der „Spezialisierung" und im medizinischen Bereich der Erkundung der molekularen Detailabläufe geprägt. Obschon die Organisation der Welt im politischen und sozialen Bereich heute stark vernetzt ist, kann sich dieses Paradigma noch halten, weil noch immer neue Entdeckungen in diesem Bereich möglich sind.

In der Soziologie, der Ökonomie und seit jeher in der Philosophie ist breitangelegtes, systemisches bzw. multidimensionales Denken, das auch die Betrachterin bzw. den Betrachter – wenn nötig – ins System miteinzubeziehen vermag, bereits viel üblicher geworden. Der **Paradigmenwechsel** von der Tiefe in die Breite steht aber auch für die Behandlung von Einzelindividuen an. Dies kann zunächst Verwirrung schaffen, was aber in der Wissenschaftsgeschichte nicht neu ist. Wolfgang Pauli schrieb an einen Freund: „Zur Zeit ist die Physik wieder einmal furchtbar durcheinander – auf jeden Fall ist sie für mich zu schwierig und ich wünschte, ich wäre Filmschauspieler oder etwas ähnliches geworden und hätte von Physik nie etwas gehört."

Und wenige Monate später, nach dem Bekanntwerden einer neuen Quantentheorie über die Matrizenmechanik: „Heisenbergs Modell der Mechanik hat mir wieder Hoffnung und Freude am Leben gegeben..." (Pauli in Kronig, 1960, zitiert nach Kuhn, 1978, S. 97)

Genau dies, die ausgetretenen Pfade zu verlassen bzw. neue zu entdecken, d. h. zu shiften, wünsche ich für unsere Klientinnen und Klienten mit bio-psycho-sozialen Störungen. Sie werden gesunden an ihrem Ich bzw. ihrem Selbst, werden bewusster, selbstbewusster und sozial vernetzter, wenn wir ihnen helfen, ihrer persönlichen Ganzheit gemäss zu leben und die aktuelle, kompliziert und manigfaltig gewordene Welt und deren Anforderungen aus dieser Ressource erfolgreich zu bewältigen.

I   Metatheorie, Erkenntnistheorie

- Was ist Wahrheit?
- Wie erkenne ich?

II   Persönlichkeitstheorie

- Wie ist und verhält sich der Mensch?
- Worin unterscheidet sich gesund und krank?
- Was macht krank?

Paradigmawechsel

Ganzheitsmodell:
Anthropologisches
Würfelmodell IKP

lernen (Kompetenzfähigkeit) und umlernen in allen Lebensdimensionen möglich (vor allem handelnd)

III   Therapietheorie

(Strategien, Indikationen, Diagnostik)

- Wie ist heilen (verändern) möglich?
- Was, warum, in welchen Fällen mit welchem Ziel? (Begründung oder Nachweis?)

Möglichst wenig negative Übertragung und Widerstände erzeugen Prozesshaftes Verändern

Bedürfnis- und Ganzheitsorientierte Selbststeuerung anstreben

IV   Methoden, techn. Wissen

- Welche Intervention wirkt wie?
- Wie wird Schritt für Schritt denkend, fühlend, verbalnonverbal vorgegangen, damit es wirkt?

Therapeutische Beziehung auf gleicher Ebene, Transparenz 4-teiliger Sitzungsablauf

Probleme und alle Lebensdimensionen berücksichtigen, Gewicht immer wieder auf Hier und Jetzt, Wie? Was?

V   Handlungsraum

- Welches Verhalten von Therapeut und Patient/ Klient ist konkret wahrnehmbar?

Therapeutische Beziehung Multiple Interventionspalette Hausaufgaben

sprechen bzw. hören

multidimensionales und multirelationales das Erkennende ins System einbeziehendes Denken, d. h. von der tiefenorientierten analysierenden „objektiven" Detailspezialisierung zur Zusammenhänge erkennenden Breitenvernetzung

Verhalten durch Realitäts- sinn und Ge- dächtnisinhalte geprägt (inkl. Gestaltabwehr- mechanismen)	Selbst- organisation (Prioritäten- setzung unter Ganzheits- aspekt)	sich entfaltendes Würfelmodell leben, sonst Störungen! inkl.Ressour- cenkonzept	organismisches Energieprinzip (Je mehr desto mehr, je weniger desto weniger)

Auflösen des Problemfixierungsmechanismus', Ganzheit fördern

besserer Realitäts- sinn	Einheit (vs. Zer- rissenheit, Ambi- valenz) fördern, Blockierungen im Fühlen, Handeln, kreativ sein) lösen	Gedächtnis- inhalte früheren Bedürfnissen anpassen (recall-change)	eigenes Handeln und Extraversion (Empowerment) vs. Opfer- verhalten	Gesamtsicht, Energie- und Aktivierungs- niveau verändern (energetisieren) vor Problem- und Wider- standsbearbeitung

VAKO **Wahr- nehmungsver- besserung** inkl. Vergangenem via Körperassoz., breitere Sicht via Distanzie- rungstechniken	**Polaritäten integrieren:** via 2-Stühle 2-Hände 2-Kissen meditatative. Traum- integration	**emotionalisieren** via einfrieren, verstärken, dramati- sieren, abschwächen, Verbales in Körper- liches übersetzen (recall-change-Technik) Widerstand erkennen	**vegetatives u. muskuläres Eutonisieren** breites Spektrum von Körperarbeit	**umlernen** **shiften** alle Sinne betreffend (Träume szenisch nacherleben)

Wahrnehmungs- übungen (im Sitzen, Stehen, Liegen)	Dialog- techniken	körperlich unter- stützte, aktive oder passive Erfahrungs- übungen	Ausdrucks- übungen (inkl. Kreativ- und Traumarbeit)	Zukunft, Progres- sions- arbeit	Setting od. Gesprächs- inhalt wechselt	Wort- Körper- Über- setzung

nur körperlich handelnd möglich

© Dr. med. Y. Maurer, IKP, Zürich

Abb. 20. Die verschiedenen Ebenen der Ganzheits-Psychotherapie IKP

9.6 Gemeinsames mit der Gestalttherapie und Weiterentwicklungen

9.6.1 Herkunft

Währenddem die Gestalttherapie von Fritz und Laura Perls beeinflusst wurde durch W. Reich, S. Freud, J. L. Moreno und die Wahrnehmungspsychologen, kann die Körperzentrierte Psychotherapie IKP von Yvonne Maurer als vom klinisch-psychiatrischen Bereich, von A. Lowen, F. Perls (Gestalttherapie), K. G. Dürkheim, H. Petzold und der Systemtheorie geprägt beschrieben werden. Beide Ansätze sind der Beobachtung und der Erfahrung verpflichtet und bieten eine Theorie und deren praktische Anwendungen.

9.6.2 Grundannahmen

Die Körperzentrierte Psychotherapie hat von der Gestalttherapie das Figur-Grund-Prinzip übernommen. Bereits Albert Einstein (Begründer der Relativitätstheorie) hat auf die Erkennung eines Objektes in Relation zu einem Bezugssystem hingewiesen. **Ein Feld ist eine Gesamtheit gleichzeitig bestehender Tatsachen, die als gegenseitig voneinander abhängig begriffen werden.** Daraus leitete Metzger (1954) ab, dass lineare Kausalität eine Fiktion sei. Das Feld wäre also „Grund" bzw. auch das, was wir Anthropologisches Würfelmodell IKP nennen. Aus einer anderen Perspektive heraus betrachtet ist auch unsere Geschichte, z. B. auch ein Lebenspanorama, sind Inhalte von Tagebüchern und Büchern „Grund" bzw. auch Hintergrund des Lebens. Auf diesem treten aktuellerweise Figuren, Gestalten hervor.

Es gibt also keine Depression und keine Therapie der Depression, sondern nur eine depressive Symptomatik, vernetzt mit einem bestimmten bisherigen Lebensverlauf, einer sozialen Umgebung, einer bestimmten Körperlichkeit, einer psychischen Einstellung und einer spirituellen Haltung. Entsprechend individuell hat die Therapie zu sein. Dies alles erfordert ein ganzheitlich multidimensionales und multirelationales Denken.

Die Gestalttherapie ist ferner dem **„Holismus"** verpflichtet, der sich von der einfachen Kausalitätslehre entfernt hat, indem er die Einheit zwischen Psychischem und Körperlichem bzw. zwischen der Ebene des Denkens und Fühlens (inkl. Träume, Imagination,

Phantasie) und der Handlungsebene betont. Der Mensch wird in diesem zusammenhängenden ganzheitlichen Weltbild als Einheit von Körper, Seele und Geist als im sozialen und ökologischen Umfeld eingebettet verstanden.

Darüber hinaus vertritt die Körperzentrierte Psychotherapie IKP ein noch komplexeres systemisches Denken, das sich immer auf die 6 Lebensdimensionen bezieht und das Bewusstsein für die Vielzahl der Rückkopplungsmechanismen zwischen ihnen wachhält.

Die Körperzentrierte Psychotherapie IKP betont die Möglichkeit, frühere „Figuren", besonders im Zustand von regressiven Entspannungs- und Körpererfahrungsübungen, hervortreten zu lassen; Figuren, die durch Defizite, Traumatas, Konflikte oder Störungen durch pathogene Stimulierungen entstanden sind. Es ist meiner Meinung nach **typisch für Defizite,** dass sie sich im Unterschied zu den Symptomen anderer Art häufig in *Regression* zeigen.

Wie die Gestalttherapie nehmen auch wir an, dass es *nicht* nur zwei Haupttriebe gibt, wie dies Sigmund Freud lehrte – einen Lebens- und einen Todestrieb –, sondern dass es Tausende von Antrieben und Kräften gibt, die im Innern des Menschen wirksam sind und mit äusseren Kräften bzw. Stimulierungen in Interaktion, d. h. in Austausch treten.

Perls betonte, dass Triebe Bedürfnisse erzeugen würden, welche dann bewusst seien, und dass das Zulassen und Sich-aufbauen-Lassen von Bedürfnissen und deren anschliessende Befriedigung die sogenannte „Homöostase" garantiere bzw. seelische Gesundheit charakterisiere.

Dieser bedürfniszentrierte Ansatz entspringt einem Denken, das vor allem psychische und körperliche Aspekte des Individuums miteinbezieht. Er unterlässt es, zu untersuchen, welche ungünstigen Auswirkungen dies auf den sozialen Kontext haben kann, wenn ausschliesslich nach dieser Theorie gelebt wird. Die Körperzentrierte Psychotherapie IKP legt daher – wie spätere Exponenten der humanistischen Richtung – neben der Bedürfniserkennung und Bedürfnisbefriedigung auch Wert auf deren Abstimmung mit dem sozialen Kontext und der eigenen Spiritualität.

9.6.3 Entwicklungspsychologie und „Hier und Jetzt"-Prinzip

Wenn wir Psychologie als die Lehre von der Psyche verstehen, dürften wir von der Körperzentrierten Psychotherapie IKP aus den Begriff Entwicklungspsychologie nicht mehr verwenden. Wir müssten ihn ersetzen durch die bio-psycho-sozial-spirituelle Entwicklung des Menschen. Wenn wir aber Psychologie so definieren wie die Universitäten, nämlich als die Lehre vom Erleben und Verhalten des Menschen, so können auch wir den Begriff der „Entwicklungspsychologie" noch verwenden. Prägnanter würde er, wenn wir beifügten: ganzheitliche Entwicklungspsychologie.

Währenddem die Gestalttherapie sich sehr stark und fast ausschliesslich dem Hier und Jetzt zugewendet hat, hat der Wert der Entwicklungspsychologie bei der Körperzentrierten Psychotherapie IKP vor allem in der Theoriebildung und Veränderung des Körpergedächtnisses (auch Muskelgedächtnis oder moto-memory genannt) einen grösseren Stellenwert bekommen.

Aufgrund von Untersuchungen, die gezeigt haben, dass sich bei mangelnder, aber auch bei **einseitiger Stimulierung** (Monotonie-Effekt), Säuglinge nicht optimal entwickeln können und Schaden erleiden, versteht die Körperzentrierten Psychotherapie IKP Therapie auch als ganzheitliche Stimulierung, die qualitativ und quantitativ gesundheitsfördernd eingesetzt werden kann. Da vor allem einseitige Stimulierung mit der Zeit pathogene Auswirkungen zeitigt, ist die Stimulierung in den 6 Lebens- oder Seinsdimensionen des Anthropologischen Würfelmodells IKP wichtig, was durch die Methode des sogenannten Shiftens der Körperzentrierten Psychotherapie IKP eingeleitet wird.

9.6.4 Beziehungsweise

Die Gestalttherapie ist stark auf die aktuelle Art und Weise der Beziehung ausgerichtet. Es wird vom Kontakt und Rückzug gesprochen bzw. von Nähe und Distanz. Aus dem oben Erläuterten betreffend Bedürfnisaspekt leitet sich dies logisch ab, da die betreffende Person ein Bedürfnis eher nach Kontakt oder eher nach Rückzug hat. Die Art und Weise der Kontakt- oder Rückzugssuche wird mit den sogenannten „Abwehrmechanismen" beschrieben, also mit Deflektion, Introjektion, Retroflektion, Konfluenz, Projektion und Egotismus. Gesund ist wiederum – nach dem obgenannten Bedürfnisprinzip – was mir gut tut bzw. eine meinen Bedürfnissen entsprechende Balance zwischen Kontakt und Rückzug. Daraus ergibt sich, dass **krank sein** heisst, die Bedürfnisse bzw. die Bedürfnisfigur, die Ziele, die Prioritäten seiner selbst nicht zu sehen, zu fühlen, was dann zur Störung im „Organismus-Umweltbezug" führt. Die Gestalttherapie spricht hier auch von Grenzstörung.

Die Körperzentrierte Psychotherapie IKP hat hinsichtlich der obigen Erläuterungen einen etwas breiteren Ansatz, der kurz als Kontakt, Anwesenheit (blosse Präsenz) und Abwesenheit (Rückzug) beschrieben werden kann. Unser Ich-Du-Wir-Aspekt, den wir mit dem Begriff „soziale Lebensdimension" erfassen, wird ergänzt durch die körperliche, die räumliche (Natur), die spirituelle Lebensdimension, sowie die Dimension von Zeit und was ohnehin implizit ist, die psychische Dimension.

Für die Körperzentrierte Psychotherapie IKP ist also gesund das, was mir gut tut und zudem Sinn macht und zu meiner Selbstorganisation beiträgt. Mit Sinn machen meine ich, dass das, was mir gut tut, auch meinen Worten und meiner Spiritualität entspricht; Faktoren, welche in ganzheitlicher Weise auch meinen Körper, die soziale Umwelt, Raum und Zeit miteinbeziehen. Die Selbstorganisation geschieht nicht nur durch das Empfinden, dass mir etwas gut tut, sondern durch das In-Übereinstimmung-Bringen dieses Aspektes mit dem letztgenannten. Wir legen also Wert darauf, dass nicht nur die eigene Bedürfnisbefriedigung und Entfaltung (auf Kosten eines oder mehrerer anderer), sondern dass erst das sich gemeinsame Entfalten (durch gegenseitige Stimulierung) einen Sinn ergibt.

Daraus leitet sich ab, dass **krank sein** heisst: die persönlichen Bedürfnisse und eigenen Wachstumsfiguren nicht zu fühlen, zu einseitig zu leben, ganze Lebensdimensionen verkümmern zu lassen, d. h.: Störungen im Ich-Ganzheitsbezug aufzuweisen bzw. auch blockiert zu sein im Fühlen, Wahrnehmen, Denken und Handeln hinsichtlich einer oder mehrerer der 6 Lebensdimensionen.

9.6.5 Therapie und Therapieziele

Die Gestalttherapie hat sich stark – im Unterschied zur psychoanalytischen Behandlung – vom „nur sprechen" und von der

Vergangenheitsanalyse abgekehrt. Sie legt ihren Hauptakzent darauf, dass sich der Patient im Hier und Jetzt nicht nur rational sondern auch emotional besser kennenlernt, durch zusätzliche Schulung der Wahrnehmung, durch Handeln und kreatives Tun, d. h. durch unmittelbare Erfahrung auch während der Therapiestunde. Fragen wie: „*Was tust du, wie tust und fühlst und denkst du? Was möchtest, erwartest du? Was vermeidest du, wo weichst du Verantwortung und Selbstverantwortung aus?*" tragen als Bewusstwerdungshilfen zum besseren Ergründen des alltäglichen Verhaltens bei.

Dies unterstützt die Autonomie der Klienten, möglichst selber zu entdecken und zu deuten, in welchem Prozess sie/er steht und was sie/er selber in Szene setzt. Eine grundlegende Überzeugung der Gestaltpsychologie und Gestalttherapie ist dabei, dem Menschen klarzumachen, dass er sehr viel eigene Ressourcen hat, sich **selber** im Heilungsprozess unterstützen und das selber leben kann, was er so oft geneigt ist, an anderen zu beneiden. Die Eigenaktivität schützt dann vor Neid-Wut, die retroflektiert wird und zu Kontaktvermeidungs- und entwertendem Verhalten führt.

In der Körperzentrierten Psychotherapie IKP schliessen wir uns diesen Zielen an; auch wir versuchen, nicht nur zuzuhören oder zu deuten, sondern die Wahrnehmung des Patienten zu fördern, ihr oder ihm behilflich zu sein, sich durch Experimentieren und sich Exponieren besser kennenzulernen und neue Kompetenzen zu erwerben: zu wachsen. Wir versuchen so die Ganzheit und die bessere Selbstorganisation zu stimulieren.

Wir tun dies zusätzlich zum bekannten Dialog mit imaginierten Personen oder abgespaltenen und in Widerspruch stehenden Teilen der Persönlichkeit mit der Methode des aktiven Shiftens. Dieses hilft über die Aktivierung der Ressourcen aller 6 Lebensdimensionen, Blockierunen zu lösen bzw. Energien freizusetzen, dient dazu, den Veränderungs- und Wachstumsprozess zu fördern, ja erst zu ermöglichen. In Erweiterung der Gestalttherapie sind als dazugehörige Techniken des IKP das verbal-körperlich-verbale „Überetzen", das Verändern von Gedächtnisinhalten in Regression und die Anwendung von körperlichen Erfahrungsübungen zu nennen.

10 Geschichte des Instituts für Körperzentrierte Psychotherapie IKP

von F. Reich

Der Begriff „Körperzentrierte Psychotherapie" wird von Frau Dr. med. Yvonne Maurer 1975 im Rahmen eines Gruppentherapiekonzepts mit Schizophreniekranken geprägt. Ab 1978 kommt es zur ersten Zusammenarbeit zwischen Dr. phil. Frederik Briner, Gestaltpsychotherapeut, und Dr. med. Yvonne Maurer im Sanatorium Kilchberg, wo Frau Maurer seit 1974 als Oberärztin und Chefarztstellvertreterin tätig ist.

Im Sommer 1982 gründet Dr. Maurer in den Räumlichkeiten ihrer Privatpraxis an der Kreuzstrasse 19 in Zürich aufgrund ihrer langjährigen Erfahrung als Psychiaterin und Psychotherapeutin das Institut für Körperzentrierte Psychotherapie, das sich zu dieser Zeit allerdings noch IWP (Institut für Weiterbildung und Psychotherapie) nannte. Seither erfreut sich das IKP eines steten horizontalen und vertikalen Wachstums: Nicht nur steigt die Anzahl der Studierenden und der Seminare kontinuierlich an, sondern auch das Ausbildungsangebot kann ausdifferenziert und immer mehr Dozenten und Gastdozenten können zugezogen werden.

Die Anzahl der Ausbildungsgruppen (Zürich, Basel, Bern und zeitweise in Chur) erfuhr ab 1984 tendenziell steten Zuwachs, wobei sich 1994 und 1996 ein – vermutlich rezessionsbedingter – Einbruch zeigte, der jedoch 1997 wieder aufgeholt werden konnte.

Entsprechend zeigt sich das Bild bei der Anzahl der Studierenden der zweijährigen Ausbildungsgruppen für Körperzentrierte Psychotherapie IKP.

Der erhöhten Anzahl Studierender und der Ausdifferenzierung des Angebots entsprechend hat sich die Anzahl der angebotenen Seminare über die Jahre stetig erhöht.

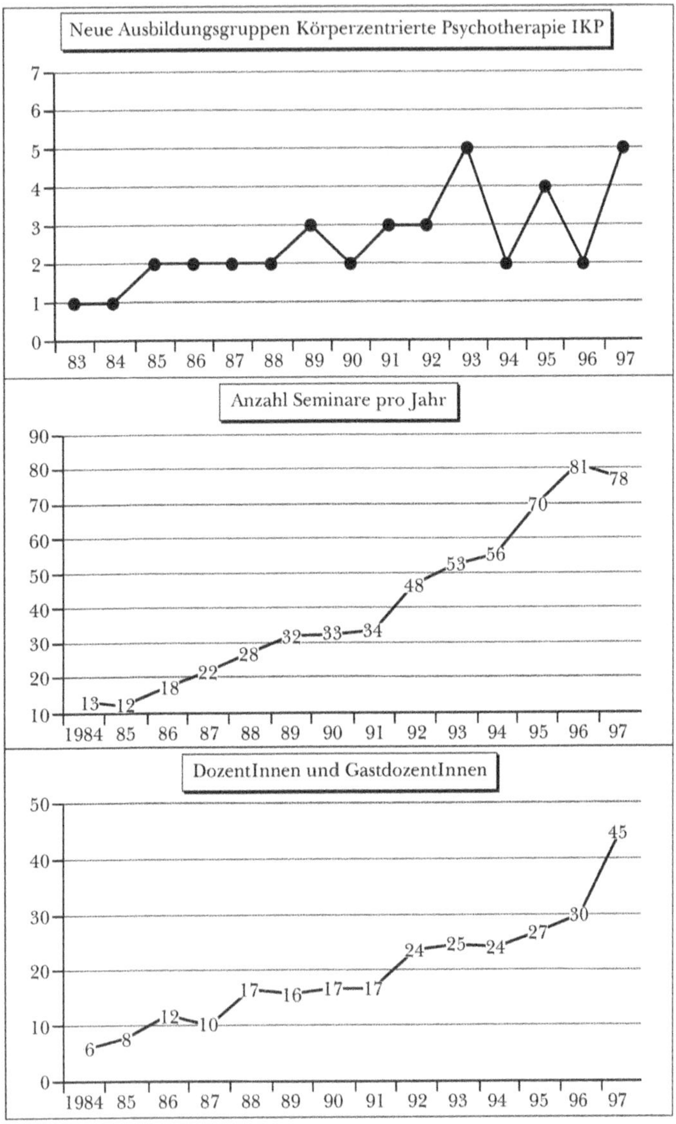

Neue Ausbildungsgruppen Körperzentrierte Psychotherapie IKP

Anzahl Seminare pro Jahr

DozentInnen und GastdozentInnen

Abb. 21–23. Zusammenstellung neue Ausbildungsgruppen, Anzahl Seminare pro Jahr und Anzahl Dozenten und Gastdozenten am Institut für Körperzentrierte Psychotherapie

Diese Entwicklung erforderte auch ein Aufstocken der Zahl Dozentinnen und Dozenten: was im Jahre 1984 mit 4 Dozierenden begann, hat sich bis zum Jahre 1997 mehr als verzehnfacht! Ab 1990 wurden die Ausbildungsgruppen für Körperzentrierte Psychotherapie IKP durch das Ausbildungsangebot der Ganzheitlich-Integrativen Atemtherapie IKP in Zürich und Bern erweitert. Auch diese Ausbildung entsprach offensichtlich einem bestehenden Bedürfnis.

Proportional zum Zuwachs der Ausbildungsgruppen stieg auch die Anzahl der Auszubildenden, wobei ab 1993 – vermutlich rezessionsbedingt – ein ganz leichter Rückgang zu verzeichnen war. Dass solche Wachstumszahlen auch Veränderungen der Räumlichkeiten und der Administration nach sich ziehen, liegt auf der Hand. Im Februar 1992 konnten die eigenen Räumlichkeiten in Gattikon (Thalwil) bei Zürich bezogen werden, und seit 1993 befindet sich der Hauptsitz des IKP in den hellen und freundlichen Räumlichkeiten an der Kanzleistrasse 17 in Zürich – 3 Tramhaltestationen vom Hauptbahnhof entfernt. Vier grössere Gruppenräume, ein Theorie- und Sitzungszimmer, eine originelle Cafeteria und vier Sekretariatsräume bilden das Herz dieser Örtlichkeit. Daneben liegen Praxen ausgebildeter Psycho- und Atemtherapeutinnen bzw. -therapeuten. Auf diese Weise ist ein reger Austausch von Studierenden und Praktizierenden gewährleistet, was sich auf Aus- und Weiterbildung nur positiv auswirken kann.

Auch die Administration hat mit der Entwicklung mithalten können. Vorbei sind die Zeiten, als das Büro noch behelfsmässig in der Küche untergebracht war! So wird heute das Sekretariat in modern ausgestatteten Räumen mit gegen 300 Stellenprozenten versehen. Die immer komplexer werdende Kursadministration wird mittlerweile voll und ganz per Computer erledigt, was eine rationelle und übersichtliche Abwicklung erlaubt, welche den Sekretärinnen und Sachbearbeitern wie auch den Studierenden vieles erleichtert.

Das IKP stand schon in der Gründerzeit in engem Kontakt mit Exponenten der Universitäten und der wissenschaftlichen Forschung.

Der wissenschaftliche Beirat bestand in den ersten Jahren aus Prof. Dr. med. R. Battegay von der Psychiatrischen Universitäts-

Poliklinik Basel, Prof. W. Pöldinger und Prof. Dr. V. Hobi, beide von der Psychiatrischen Universitätsklinik Basel.

Seit längerem ist die Ausbildung am IKP durch die Charta, vertreten durch den Schweizer Psychotherapeuten-Verband SPV, voll anerkannt. Der internationale Austausch von praktischen Erfahrungen und theoretisch-wissenschaftlichen Erkenntnissen wird gewährleistet durch die Mitgliedschaft und Anerkennung durch die European Association for Bodypsychotherapy (EABP), bei der Dr. med. Yvonne Maurer als Gründungsmitglied mitgewirkt hat. Seit Dezember 1996 wird die Ausbildung in Körperzentrierter Pschotherapie IKP von der European Association for Gestalttherapy (EAGT) ebenfalls als Gestaltausbildungslehrgang anerkannt. Heute arbeitet das IKP mit diversen psychiatrischen Universitätskliniken und der Universität Zürich-Irchel wissenschaftlich zusammen. Die Fachtagungen, die seit 1983 regelmässig an verschiedenen Orten stattfinden, bieten ein interessantes Forum für alle, die sich mit Körperzentrierter Psychotherapie IKP in Praxis und/oder Theorie beschäftigen.

Trotz dieser zum Teil rasanten Entwicklung und Ausdifferenzierungen im Laufe der Jahre ist sich das IKP in seinen Themenschwerpunkten stets treu geblieben: noch immer steht – wie zu Beginn – der integrative, ganzheitliche Ansatz im Zentrum des Interesses. Dieser wurde aber laufend durch Theoriebildungen im Sinne eines einheitlichen Konzeptes weiterentwickelt.

Das Institut für Körperzentrierte Psychotherapie hat sich auch in der Öffentlichkeit engagiert und präsentiert. So fanden zwischen 1983 und 1997 im Grossraum Zürich insgesamt 9 – z. T. mehrtägige – IKP-Fachtagungen (mit Workshops) und 3 internationale Kongresse statt.

10.1 Aus- und Weiterbildungsmöglichkeiten am IKP

Seminare

Die Seminare des Instituts für Körperzentrierte Psychotherapie (IKP) stehen allen Personen offen, die sich für eine persönliche Weiterbildung interessieren. Die Seminare können einzeln gebucht werden und sind im Jahresprogramm beschrieben. Grundsätzlich wird in den Seminaren wie auch in den Ausbildungsgruppen

therapeutische Selbsterfahrungsmöglichkeit, die entsprechende
Theorie dazu und das Einüben des so erarbeiteten Beratungs-
bzw. Psychotherapieanteils angeboten.

Ausbildungen

Die Ausbildungen setzen sich aus 2-jähriger Ausbildungsgruppe,
diversen Seminaren, Supervisionen, eigenen Lehrtherapien und
einer Diplomarbeit mit anschliessender Diplomprüfung zusammen. Sie sind bequem berufs-, familien- oder studienbegleitend
machbar, da die Treffen der Ausbildungsgruppe und die Seminare
häufig am Freitag/Samstag stattfinden. Seit bald 20 Jahren werden Ausbildungsgruppen regelmässig in Zürich und in verschiedenen Schweizer Städten und grenznahen Gebieten durchgeführt,
neuerdings auch in Österreich.

Es stehen Ihnen folgende Ausbildungslehrgänge mit Diplom-
abschluss offen:

- **Körperzentierte Psychotherapie IKP.** Diese 4-jährige berufsbegleitende Ausbildung (und 1 Jahr Praktikum) richtet sich an
  Personen mit Universitätsabschluss oder Studierende höherer
  Semester. Sie ist von der Charta, vertreten durch den Schweizer Psychotherapeuten-Verband SPV, sowie die European Association for Gestalttherapy EAGT anerkannt.
- **Körperzentierte psychologische Beratung IKP.** Diese 3-jährige
  berufsbegleitende Ausbildung richtet sich an Personen ohne
  Universitätsabschluss.

Für Personen, die zu entfernt von der Schweiz wohnen, werden die Ausbildungen auch blockweise angeboten.

Zögern Sie nicht, uns für weitere Informationen oder ein Kurz-
gespräch anzurufen:

Institut für Körperzentrierte Psychotherapie, IKP
Kanzleistrasse 17
CH-8004 Zürich

Tel. 0041-44-242 29 30
Fax 0041-44-242 72 52
email: info@ikp-therapien.com
www.ikp-therapien.com/www.psychotherapie-ikp.ch

Bücher zur Körperzentrierten Psychotherapie IKP von Frau Dr. med. Yvonne Maurer

Sämtliche Bücher können beim IKP bestellt werden
(Tel. 044/242 29 30, Fax 044/242 72 52).

Atemtherapie in der therapeutischen Praxis
2001, 181 Seiten, sFr. 46.–, ML Verlag, ISBN 3-88136-205-3

Zu innerer Kraft und Energie
durch Körperzentrierte Psychotherapie IKP
1993, 190 Seiten, sFr. 44.–, Transform Verlag, ISBN 3-926692-27-8
2004 (2. Aufl.), IKP-Verlag, Zürich, ISBN 3-906472-05-1

Epanouissement personnel et énergie
Introduction à la somatopsychothérapie
1997, 210 Seiten, sFr. 38.–, Georg edition, ISBN 2-8257-0566-7

Körperzentrierte Psychotherapie IKP
Grundlegende Theorien und Aspekte (Hrsg. Yvonne Maurer)
1998, 180 Seiten, sFr. 39.–, IKP Verlag, ISBN 3-906472-03-5

Durch den Atem die Seele heilen
Ganzheitlich-integrative Atemtherapie für Gesunde, psychosomatisch und psychisch Kranke
2004 (2. Aufl.), 170 Seiten, sFr. 39.–, IKP Verlag,
ISBN 3-906472-00-0

Bedeutende Psychotherapieformen der Gegenwart
(Hrsg. Yvonne Maurer)
1985, 220 Seiten, sFr. 62.–, Hippokrates Verlag,
ISBN 3-7773-0674-6

Körperzentrierte Psychotherapie IKP
Ganzheitlich orientierte Behandlungskonzepte und Therapiebeispiele
2. überarbeitete und erweiterte Auflage
1993, 130 Seiten, sFr. 62.–, Hippokrates Verlag,
ISBN 3-7773-1068-9
2002 (3. Aufl.), IKP-Verlag, Zürich
ISBN 3-906472-07-8

Body-Centered Psychotherapy
A multi-dimensional, multi-communicative, process-oriented approach
1993, 140 Seiten, sFr. 45.–, IKP Verlag, ISBN 3-906472-01-9

Literaturverzeichnis

Andres, K., Bellwald, L. & Brenner, H. D. (1993): Empirische Untersuchung einer leiborientierten Therapie mit schizophrenen Patienten, Zeitschrift für klinische Psychologie, Psychopathologie und Psychotherapie, Heft 2, Jg. 41, S. 159–169.

Bastine, R. (Hrsg.) (1990): Klinische Psychologie, Bd.1, 2. Aufl., Kohlhammer, Stuttgart.

Bellak, L., Hervick, M. & Gedimann, H. K. (1973): Ego functions in schizophrenics, neurotics and normals, J. Wiley, New York.

Bertalanffy, L. (1968): General System Theory. Foundations, Development, Applications, Braziller, New York.

Bossart-Zaudig, S., Meiners-Emrich, H., Dose, M. & Janik, T. (1994): Kurzzeit-Training in sozialer Kompetenz bei stationären Patienten mit schizophrener Psychose: Eine kontrollierende Studie. Zeitschrift für Medizinische Psychologie, 3, S. 21–27.

Brockmann, J., Schlüter, T., Brodbeck, D., Eckert, J. (2002): Die Effekte psychoanalytisch orientierter und verhaltenstherapeutischer Langzeittherapien. Psychotherapeut 47, S. 347–55.

Capra, F. (1983): The Turning Point, Bantam Books, New York.

Cardone, S. & Olson, R. (1973): Intercorrelations Between Some Body Image Measures, in: J. of Personality Assessment, No. 37, pp 122–129.

Cleveland, S. et. al. (1962): Perception of Body Size in Schizophrenia, in: Arch. of General Psychiatry, pp. 277–285.

Dornes, M. (1994): Der kompetente Säugling. Die präverbale Entwicklung des Menschen, Fischer, Frankfurt (1. Aufl. 1993).

Darby, J. A. (1970): Alteration of some body image indexes in schizophrenics, in: J. of Consulting and Clinical Psychology, Vol. 35, Nr. 1, pp. 116–121.

Doyne, E. J., Chambless, D. L. & Beutler, L. E. (1983): Aerobic Exercise as a Treatment for Depression in Women, in: Behavior Therapy, No. 14, pp. 434–440.

Eich, J. E. (1986): Epilepsy and state specific memory. Acta Neurologica Scandinavica, 74, (Suppl. 109), pp. 15–21.

Engel, G. (1977): The need for a new medical model. A change for biomedicine, Science Nr. 196, S.129–136.

Engel, G. (1980): The clinical application of the biopsychosocial model. American Journal of Psychiatry, 137, pp. 535–544.

Engelman, S. R., Clance, P. R. & Imes, S. (1982): Self and Body-Cathexis Change in Therapy and Yoga Groups, in: Journal of the American

Society of Psychosomatic Dentistry and Medicine, Vol. 29, No. 3, pp. 77–87.

Erikson, E. (1971): Kindheit und Gesellschaft, Klett, Stuttgart.

Fäh, M (1994), in: Neue Zürcher Zeitung (NZZ), Nr. 128.

Federn, P. (1956): Ich-Psychologie und die Psychosen, H.Huber, Bern.

Fisher, E., Thompson, J. (1994): A comparative Evaluation of Cognitive-Behavioral Therapy (CBT) Versus Exercise Therapy (ET) for the Treament of Body Image Disturbance, Behavior Modification, Vol. 18 No 2, April, pp. 171–185.

Fisher, S. & Seidner, R. (1963): Body experiences of schizophrenic, neurotic and normal woman, in: J. of Nervous and Mental Disorders, No. 137, pp. 252–257.

Fisher, S. (1963): A further appraisal of the body bondary concept, in: J. of Consulting Psychology, Vol. 27, Nr. 1, pp. 62–174.

Franke, G. (1995): SCL-90-R. Die Symptom-Checkliste von Derogatis. Manual, Beltz Test.

Freud, S. (1923): Das Ich und das Es, G. W. Bd. XIII, Imago, London.

Gaensbauer, Th. (1982), in: Dormes, 1984: The differentiation of discrete affects: A case report, Psychoanalytic Study Child 57, pp. 29–66.

Goldstein, A. (1971): Therapist-Patient-Expectancies in Psychotherapy, New York.

Grawe, K., Donati, R. & Bernauer, F. (1994): Psychotherapie im Wandel, Hogrefe, Göttingen.

Gudat, U. (1995): Die Wirksamkeit der bioenergetischen Analyse aus ambulanter Psychotherapie, Teil 1: Die Therapieeffekte, Hrsg.: Deutscher Verband für bioenerget.Analyse.

Herzka, H. S. (1984): Dialogische Medizin. In: Hexagon „Roche" 12, Nr. 1, S. 18–24.

Johnson, W. R., Fretz, B. R. & Johnson, J. A. (1968): Changes in selfconcepts during a physical development program. Res. Q. 39, pp. 560–565.

Jung, C. G. (1958): Ges. Werke, Rascher, Zürich.

Kernberg, O. F. (1996): Psychoanalyse und Religion, Vortrag, Wien 1996, BUK-Audioplanung, D–79379 Müllheim.

Knobloch, J., Deimel, H. & Ehleringer-Kosmol, M. (1994): Förderung der sozialen Kompetenz schizophrener Patienten. Ein Bewegungsprogramm. In: Nitsch, J. & Seiler: Gesundheitssport – Bewegungstherapie. Bericht üben den VIII. Europäischen Kongress für Sportpsychologie. Bd. 4, Sankt Augustin, Academia, S. 271–278.

Knobloch, J., Deimel, H. & Ehleringer-Kosmol, M. (1993): Eine Studie zur Förderung sozialer Kompetenz schizophrener Patienten durch Bewegung. In Hölter, G. (Hrsg.): Mototherapie mit Erwachsenen. Schorndorf, Hofmann, S. 140–152.

Koukkou, M. (1998): Neurophysiologische Theorien zur Wiedererinnerung und Veränderung von Gedächtnisinhalten, in: Maurer, Y. (Hrsg.): Körperzentrierte Psychotherapie IKP: Grundlegende Theorien und Aspekte, IKP, Zürich, S. 25–48.

Koukkou, M. & Lehmann, D. (**1993**): A model of dreaming and its functional significance: The state-shift hypothesis. In Moffit, A., Kramer, M. & Hoffmann, R. (Eds.): The functions of dreaming, State University of New York Press, Albany, N. Y., pp. 51–118.

Koukkou, M. & Lehmann, D. (**1980**): Psychophysiologie des Träumens und der Neurosentherapie: Das Zustands-Wechsel-Modell, Fortschritte der Neurologie, Psychiatrie und ihre Grenzgebiete, 48, S. 324–350.

Kronig, R. (**1960**): The Turning Point. In: Theoretical Physics in the Twentieth Century: A Memorial Volume to Wolfgang Pauli, Hrsg. Fierz, M. & Weisskopf, V. F., New York, 22, pp. 25–26. Zitiert in: Kuhn, T. R. (1978): Struktur der wissenschaftlichen Revolution, Suhrkamp, Frankfurt a. Main.

Kuhn, T. R. (**1978**): Struktur der wissenschaftlichen Revolution, Suhrkamp, Frankfurt a. Main.

Lamb, M. & Bornstein, M. (**1987**): Development in Infancy: An Introduction, Random House, New York, (2ond rev. ed.).

Lehmann, D. & Koukkoku, M. (**1990**):Brain states of visual imagery and dream generation. In: Kunzendorf, R. G. & Sheikh, A. A. (Hrsg.): The psychophysiology of mental imagery: theory, research and applications, Farmdale, Baywood, pp. 109–131.

Lewis, M. & Brooks-Gunn, J. (**1979**): Social Cognition and the Acquisition of the Self, Plemun Press, New York and London.

Liley, A. (**1972**): The Fetus as a Personality, Australian and New Zealand Journal of Psychiatry, 6, pp. 99–105.

Marcovich, M. (**1992**): Kongressbericht, Medical Tribune, Nr. 18, pp. 27–28.

Mark, S. N., van de (**1968**): Rorschach and body image: Induced somatic awareness and perception of inkblots. Unpublished doctoral dissertation, Univercity of Kansas.

Martinsen, E. W. (**1984**): Interaction of Exercise and Medication in the Psychiatric Patient, in: Coping with Mental Stress. The Potentials and Limits of Exercise Intervention, NIMH Workshop, Washington D.C.

Maslow, A. (**1985**): Zur Psychologie des Seins, Frankfurt a. Main.

Maslow, A. (**1977**): Motivation und Persönlichkeit, Olten.

Mason, W. A. & Berkson, G. (**1975**): Effects of Maternal Mobility on the Development of Rocking on other Behaviours in Rhesus Monkeys: A Study with Artificial Mothers, Development Psychology 8 (3), pp. 197–211.

Maurer, Y., Hausmann, D., von Massenbach, K. (**2005**): Massnahmen zur Ueberprüfung der Wirksamkeit der Körperzentrierten Psychotherapie IKP (ganzheitlich-integrativ erweiterte Gestalttherapie). Schweizer Archiv für Neurologie und Psychiatrie, 156/5, S. 257–265.

Maurer, Y. (**2001**): Atemtherapie in der therapeutischen Praxis. Medizinisch literarische Verlagsgesellschaft MBH, Uelzen.

Maurer, Y. (1999b): Neue Körperlichkeit (Leiblichkeit) in Psychotherapie und Gesellschaft, in: Thurneysen, A. (Hrsg.): Der Leib – seine Bedeutung für die heutige Medizin, Peter Lang, Bern.

Maurer, Y. (Hrsg.) (1998a): Körperzentrierte Psychotherapie IKP: Grundlegende Theorien und Aspekte, IKP, Zürich.

Maurer, Y. (1998b): Körperzentrierte Gruppenpsychotherapie IKP bei akut schizophren Erkrankten. Empirische Studien. In: Röhricht, F. & Priebe, S. (Hrsg.): Körpererleben in der Schizophrenie. Göttingen, Hogrefe.

Maurer, Y. (1996a): Methoden-Integration. Audio-Live-Mitschnitt aus Charta-Kongress vom Mai 1996, WS15, BUK-Audioplanung, D–79379 Müllheim.

Maurer, Y. (1996b): Körperzentrierte Psychotherapie IKP: Ganzheits-Psychotherapie, Therapeutische Umschau, 53, 3, S. 217–224.

Maurer, Y. (1994a): Zur Wissenschaftlichkeit von Psychotherapie, im Speziellen auch der Körperzentrierten Psychotherapie IKP, unveröffentlichtes Dokument, IKP, Zürich (1. Auflage1992).

Maurer, Y. (1994b): Gefühle besser erfahren und mitteilen (durch Betrachten und Wählen von Tarot-Bildern). Urania Verlags AG, Neuhausen, 2001. ISBN 3-908654-14-9.

Maurer, Y. (1993a): Zu innerer Kraft und Energie durch Körperzentrierte Psychotherapie IKP, Oldenburg: Transform, S. 184.

Maurer, Y. (1993b): Körperzentrierte Psychotherapie IPK. Ganzheitlich orientierte Behandlungskonzepte und Therapiebeispiele, 2. überarbeitete und erweiterte Auflage, Hippokrates, Stuttgart (1. Auflage 1986), S. 184.

Maurer, Y. (1993c): Durch den Atem die Seele heilen. Ganzheitlich-Integrative Atemtherapie für Gesunde, psychosomatisch und psychisch Kranke. Eine Einführung, IKP, Zürich.

Maurer, Y. (1992): Körperzentrierte Psychotherapie IKP: Umgang mit ganzheitlich definierter Übertragung mittels körperzentrierter Interventionen, in: Maul, B. (Hrsg): Körperpsychotherapie oder die Kunst der Begegnung, Berlin.

Maurer, Y. (1990): 6-Phasenmodell der Körperzentrierten Psychotherapie IKP zur Behandlung psychosomatischer Störungen. In: TW (Therapiewoche) Neurologie Psychiatrie Schweiz, 1 (1), S. 60–63.

Maurer, Y. (1987): Der Körper in der psychiatrischen und psychotherapeutischen Behandlung. Theoretische und angewandte Untersuchungen – ein Überblick, in: Schweiz. Arch. für Neurologie und Psychiatrie, 138/3, S. 49–60.

Maurer, Y. (Hrsg.) (1985): Bedeutende Psychotherapieformen der Gegenwart, Hippokrates, Stuttgart.

Maurer, Y. (1979): Physikalische Therapie in der Psychiatrie. Physio- und Bewegungstherapie. Ein Weg zur psychischen Gesundheit, Huber, Bern/Stuttgart/Wien.

Maurer, Y. & Petzold, H. (1978a): Die therapeutische Beziehung in der Gestalttherapie, in: Battegay, R. & Treubel, A. (Hrsg.): Die therapeutische Beziehung unter dem Aspekt verschiedener psychotherapeutischer Schulen, Bern, Huber, S. 95–116.

Maurer, Y. (1978b): Schizophrenie und Körperzentrierte Psychotherapie, in: Psychotherapie Medizinische Psychologie, No.1, pp. 11–15.

Maurer, Y. (1978c): Faktorenanalytische Untersuchung zum subjektiven psychischen und somatischen Erleben bei Schizophrenen, Neurotikern und Gesunden. In: Schweiz. Zeitschrift für Psychologie und ihre Anwendungen, Nr. 37/2, S. 104–116.

Maurer, Y. (1976a): Körperzentrierte Gruppenpsychotherapie bei akut schizophren Erkrankten. Eine Untersuchung mittels Ich-Funktionen-Rating nach Bellak et al., in: Arch. Psychiatr. Nervenkr., 221, S. 259–271.

Maurer, Y. (1976b): Phobische Neurose mit Konversionsbildung – Vom psychoanalytischen und verhaltenspsychologischen Gesichtspunkt aus auf pragmatischer Ebene dargestellt, in: Psychosomatische Medizin, Nr. 6, S. 178–197.

Maurer, Y. (1976c): Zum Vergleich von Einzel- und Gruppenvisite bei klinisch hospitalisierten chronisch psychiatrisch Kranken, in: Psychiatrische Praxis, Bd. 3, Heft 3, S. 176–182.

Maurer, Y. (1976d): Libidoökonomische und Ich-psychologische Aspekte der Psychosen. Eine Studie mit Berücksichtigung neuerer klinisch-experimenteller Untersuchungen, in: Dynamische Psychiatrie 37/2, S.123–130.

Maurer, Y. (1975a): Gruppen, Hans Huber, Bern, S. 115–134.

Maurer, Y. (1975b): Sozialpsychiatrische Untersuchungen bei phobischen und nichtphobischen Neurotikern, in: Battegay, Pfister, Burnier, Labhardt, Luban: Aspekte der Sozialpsychiatrie und Psychohygiene, Hans Huber, Bern, S. 115–134.

Maurer, Y. (1975c): Die Haut als Medium in der Therapie depressiv und schizophren Kranker, in: Psychosomatische Medizin 6, S. 67–78.

Maurer, Y. (1973), respektive Groeli, Y.: Zur Begründung und Indikationsstellung der Massage in der Therapie depressiv Kranker (eine Untersuchung mit Fragebogen, Farbtafeln und Neckerwürfel), Diss. Basel 1971, gedruckte Fassung 1973.

May, Ph., Wexler, M., Salkin, J. & Schoop, Th. (1963): Non-verbal techniques in re-establishment of body-image and self identity, in: Research Report 16, pp. 68/82.

McCann, I. L. & Holmes, D. S. (1984): Influence of Aerobic Exercise on Depression, Journal of Personality and Social Psychology, No. 46, pp. 1142–1147.

Metzinger, Th. (1993): Subjekt und Selbstmodell: Die Perspektivität phänomenalen Bewusstseins vor dem Hintergrund einer naturalistischen Theorie mentaler Repräsentationen, Ferdinand Schöningh, Paderborn, S.120.

Metzger, W. (1954): Gesetze des Sehens, Frankfurt a. Main, 2. Auflage.

Montagu, A. (1974): Körperkontakt. Die Bedeutung der Haut für die Entwicklung des Menschen, Klett, Stuttgart.

Nachmann, P. & Stern, D. (1984): Affect retrieval: A form of recall memory in prelinguistic infants, in: J. Call/E. Galenson/R. Tyson (eds.): Frontiers of infant psychiatry, Vol. 2, Basic Books, New York, 95–100.

Orlinsky , D. & Howard, K. (1986): Process and outcome in psychotherapy, in: Garfield, S. L. & Bergin, A. (Eds.): Handbook of psychotherapy and behaviour change, 3rd ed. New York.

Papp, P. (1976): Family choreography, in: Guerin, P. J. (Hg.): Family therapy, Gardner, New York.

Perls, F. S., Hefferline, R. F. & Goodman, P. (1981a): Gestalt-Therapie, Klett, Stuttgart.

Perls, F. S. (1981b): Gestalt-Wahrnehmung. Verworfenes und Wiedergefundenes aus meiner Mülltonne, Verlag für Humanistische Psychologie, Frankfurt am Main.

Petzold, H. & Maurer, Y. (1985): Integrative Gestaltpsychotherapie, in: Maurer,Y. (Hrsg.): Bedeutende Psychotherapieformen der Gegenwart, Hippokrates, Stuttgart, S. 61–86.

Petzold, H. (1980): Integrative Therapie 4., S. 345–346.

Piaget, J. (1975/1936): Gesammelte Werke, Studienausgabe, Band 1, Klett, Stuttgart, 1975 (1936).

Pöldinger, W. (1994): Möglichkeitsmenschen und Wirklichkeitsmenschen – Neurose als Krankheitsbegriff in der modernen Klassifikation nicht mehr existent? DIA-GM 11/94, Forum, Basel, Internationale Medizinische Publikationen.

Polster, E. & Polster, M. (1975): Gestalttherapie, Kindler, München.

Prigogine, J. (1985): Vom Sein zum Werden, Piper Verlag, München.

Prigogine, J. (1976): Order through fluctuation, in: Jantsch, E., Waddington, C. (Hrsg.): Evolution and consciousness, Reading: Addison-Wesley.

Quekelberghe, R., van (1979): Systematik der Psychotherapie. Vergleich und kognitiv-psychologische Grundlegung psychologischer Therapien, Urban & Schwarzenberg, München.

Rapaport, D. (1973): Die Struktur der psychoanalytischen Therapie, Klett, Stutgart.

Rauchfleisch, U. & Radü, E. (1983): Zur Persönlichkeit von Amateurboxern. Resultate einer testpsychologischen Untersuchung, Zeitschrift psychosom. Med., No. 29, pp. 276–285.

Roazen, P. (1973): Brudertier. Sigmund Freud und Viltor Tansk; die Geschichte eines tragischen Konflikts, Hofmann und Campe, Hamburg.

Rogers, C. R. (1987): Die klientenzentrierte Gesprächspsychotherapie, Fischer, Frankfurt am Main.

Rogers, C. R. (1983):Therapeut und Klient. Grundlagen der Gesprächspsychotherapie, Fischer, Frankfurt am Main.

Rogers, C. (1979): Entwicklung der Persönlichkeit. Psychotherapie aus der Sicht eines Therapeuten, Klett-Cotta, Stuttgart, 3. Auflage.

Röhricht, F. & Priebe, S. (Hrsg.) (1998): Körpererleben in der Schizophrenie. Hogrefe, Göttingen.

Röhricht, F. & Priebe, S. (1997): Störungen des Körpererlebens bei schizophrenen Patienten. Fortschr. Neurol. Psychiatr. 65.

Röhricht, F. & Priebe, S. (1996): Das Körpererleben von Patienten mit einer akuten paranoiden Schizophrenie. Eine Verlaufsstudie. Nervenarzt 67, S. 602–607.

Rovee-Collier, C. et al. (1984): Expectancies and memory retrieval in three-months-old infants, Child Development, 55, pp. 936–943.

Rovee-Collier, C. & Fagen, J. (1983): Memory retrieval: A time-locked process in infancy, Science 222, pp. 1349–1351.

Rovee-Collier, C. & Fagen, J. (1981): The retrieval of memory in early infancy, in: Advances in Infancy Research: Vol. 1: Ablex, Norwood, NJ, pp. 225–254.

Schedle, A. (1994): Mütterliche Belastungsverarbeitung und frühe Entwicklung des Kindes. Eine prospektive Längsschnittstudie während des ersten Lebensjahres, Hamburg, Kovac.

Secourd, P. F. & Jourard, S. M. (1953): The Appraisal of Body Cathexis. Body-Cathexis and the Self, in: J. of Cons. Psychol. 17, pp. 343–347.

Shevrin, H. & P. & Toussieng, P. W. (1962): Conflict over Tactile Experiences in Emotionally Disturbed Children, in: J. American Academy of Child Psychiatry, Vol.I, pp. 564–590.

Shevrin, H. & P. & Toussieng, P. W. (1965): Vicissitudes of Need for Tactile Stimulation in Instructual Development. In: The Psychoanalytic Study of the Child, Vol. I, pp. 310–339.

Simons, A.D., Epstein, L.H., Mc Gowan, C.R., Kupfer, D. J. & Robertson, R.J. (1985): Exercise as a Treatment for Depression: an Update, Clinical Psychology Review, Vol. 5, Nr. 6, Pergamon Press, pp. 553–568.

Sonneville, L. de (1985): Entwikkeling en validatie van de amsterdamse stemmings vragenlijst, Gedrag 13, S.13–29.

Spitz, R. (1973): Die Entstehung der ersten Objektbeziehungen, Klett, Stuttgart.

Spitz, R. (1967): Vom Säugling zum Kleinkind. Mutter-Kind-Beziehung im ersten Lebensjahr, Klett, Stuttgart.

Spitz, R. (1946): Anaclictic Depression, The Psychoanalytic Study of the Child 2, Int. University Press, New York, p. 313–342.

Stern, D. (1985): The Interpersonal World of the Infant. A View from Psychoanalysis and Developmental Psychology, New York, Basic Books.

Verny, Th. & Kelly, J. (1983): Das Seelenleben des Ungeborenen, Frankfurt a. Main.

Weizsäcker, V., von (1947): Der Gestaltkreis, Vandenhoeck & Ruprecht, Göttingen.

Yarrow, L. J. (1963): Research in Dimension of Early Maternal Care, in: Merill-Palmer Quarterly, Vol. 9, pp. 101–102.

Zielke, M. & Kopf-Mehnert, C. (1978): VEV. Veränderungsfragebogen des Erlebens und Verhaltens, Beltz Test, Huber.

Sachverzeichnis

SpringerPsychotherapie

Gerhard Stumm, Alfred Pritz,
Paul Gumhalter, Nora Nemeskeri,
Martin Voracek (Hrsg.)

Personenlexikon der Psychotherapie

2005. XI, 547 Seiten. Zahlreiche Abbildungen.

Gebunden **EUR 69,80**, sFr 115,50

ISBN 3-211-83818-X

In diesem Band werden über 300 Gründerpersönlichkeiten und
Personen, die einen nennenswerten Einfluss auf die Psychotherapie gehabt haben und aufgrund ihrer Beiträge für die Psychotherapie Anerkennung in der Fachwelt gefunden haben, von
Experten aus den jeweiligen Fachbereichen vorgestellt.

Es werden Persönlichkeiten aus verschiedenen psychotherapeutischen Ansätzen und Arbeitsfeldern beschrieben, die für
die Entwicklung der Psychotherapie in theoretischer Hinsicht
bzw. für ihre praktische Bedeutung (Verankerung, Verbrei-
tung, Versorgung, Forschung sowie mediale Wirkung) einen
signifikanten Beitrag geleistet haben.

Die Darstellungen umfassen jeweils im ersten Abschnitt
Lebensdaten und Schaffensperioden sowie in einem zweiten
Teil theoretische Schwerpunkte und Verdienste (auch in Bezug
auf die Praxis). Ausführliche Bibliografien zu jeder Persönlichkeit ergänzen deren Charakterisierung. Die Persönlichkeiten
werden in alphabetischer Reihenfolge und jeweils mit Foto
dargestellt.

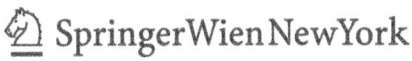

SpringerWien NewYork

P.O. Box 89, Sachsenplatz 4-6, 1201 Wien, Österreich, Fax +43.1.330 24 26, books@springer.at, **springer.at**
Haberstraße 7, 69126 Heidelberg, Deutschland, Fax +49.6221.345-4229, SDC-bookorder@springer.com
P.O. Box 2485, Secaucus, NJ 07096-2485, USA, Fax +1.201.348-4505, service@springer-ny.com
Preisänderungen und Irrtümer vorbehalten.

SpringerPsychotherapie

Gerhard Stumm, Alfred Pritz (Hrsg.)

Wörterbuch der Psychotherapie

Unter Mitarbeit von Martin Voracek und Paul Gumhalter.

2000. X, 854 Seiten.

Gebunden **EUR 96,95**, sFr 153,50

ISBN 3-211-83248-3

Das „Wörterbuch der Psychotherapie" beschreibt methoden-übergreifend und methodenbezogen in 1315 Stichwörtern die wesentlichen Begriffe der modernen Psychotherapie. 360 Auto-ren/innen aus 14 Ländern haben sich an diesem Werk beteiligt, das 51 Fachbereiche bzw. psychotherapeutische Ansätze einbe-zieht. Die Begriffe sind mit Querverweisen vernetzt und bieten 4500 weiterführende Quellenangaben. Das „Wörterbuch der Psychotherapie" ist ein wertvolles Nachschlagewerk für alle, die im psychotherapeutischen bzw. psychosozialen Bereich tätig sind oder sich dafür interessieren.

„... Gerade in Zeiten der Entwicklung Allgemeiner Psycho-therapie bzw. Integrativer Psychotherapie ist ein Wörterbuch als eine Gesamtschau von Psychotherapie in der hier vorgelegten komprimierten Form mit der großen Bandbreite und der gut verständlichen Darstellung besonders hilfreich."

Gruppenpsychotherapie und Gruppendynamik

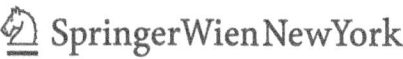

SpringerWienNewYork

P.O. Box 89, Sachsenplatz 4–6, 1201 Wien, Österreich, Fax +43.1.330 24 26, books@springer.at, **springer.at**
Haberstraße 7, 69126 Heidelberg, Deutschland, Fax +49.6221.345-4229, SDC-bookorder@springer.com
P.O. Box 2485, Secaucus, NJ 07096-2485, USA, Fax +1.201.348-4505, service@springer-ny.com
Preisänderungen und Irrtümer vorbehalten.

Springer-Verlag
und Umwelt

ALS INTERNATIONALER WISSENSCHAFTLICHER VERLAG
sind wir uns unserer besonderen Verpflichtung der
Umwelt gegenüber bewusst und beziehen umwelt-
orientierte Grundsätze in Unternehmensentschei-
dungen mit ein.

VON UNSEREN GESCHÄFTSPARTNERN (DRUCKEREIEN,
Papierfabriken, Verpackungsherstellern usw.) verlan-
gen wir, dass sie sowohl beim Herstellungsprozess
selbst als auch beim Einsatz der zur Verwendung
kommenden Materialien ökologische Gesichtspunk-
te berücksichtigen.

DAS FÜR DIESES BUCH VERWENDETE PAPIER IST AUS
chlorfrei hergestelltem Zellstoff gefertigt und im
pH-Wert neutral.

The manufacturer's authorised representative in the EU is Springer
Nature Customer Service Centre GmbH, Europaplatz 3, 69115 Heidelberg,
Germany. If you have any concerns regarding our products, please
contact ProductSafety@springernature.com

Printed and bound by CPI Group (UK) Ltd, Croydon, CR0 4YY

27/04/2026

02097626-0004